Augen-Sprechstunde

Birgit Hartmann
Wolfram Goertz

Augen-Sprechstunde

2., korrigierte Auflage 2013

Mit 50 Abbildungen und 2 Tabellen

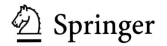 Springer

Dr. Birgit Hartmann
Friedrich-Ebert-Straße 45
46535 Dinslaken

Dr. Wolfram Goertz
Universitätsklinikum Düsseldorf
Interdisziplinäre Ambulanz für Musikermedizin
Moorenstraße 5
40225 Düsseldorf

ISBN-13   978-3-642-35895-1   ISBN 978-3-642-35896-8 (eBook)
DOI 10.1007/978-3-642-35896-8

Die Deutsche Nationalbibliothek verzeichnet diese Publikation in der Deutschen Nationalbibliografie;
detaillierte bibliografische Daten sind im Internet über http://dnb.d-nb.de abrufbar.

SpringerMedizin

SpringerMedizin
Springer-Verlag GmbH
ein Unternehmen von Springer Science+Business Media
springer.de

Produkthaftung: Für Angaben über Dosierungsanweisungen und Applikationsformen kann vom Verlag keine
Gewähr übernommen werden. Derartige Angaben müssen vom jeweiligen Anwender im Einzelfall anhand
anderer Literaturstellen auf ihre Richtigkeit überprüft werden.

Die Wiedergabe von Gebrauchsnamen, Warenbezeichnungen usw. in diesem Werk berechtigt auch ohne besondere Kennzeichnung nicht zu der Annahme, dass solche Namen im Sinne der Warenzeichen- und Marken-
schutzgesetzgebung als frei zu betrachten wären und daher von jedermann benutzt werden dürfen.

Planung: Antje Lenzen, Heidelberg
Projektmanagement: Barbara Knüchel, Heidelberg
Lektorat: Dr. Doortje Cramer-Scharnagl, Edewecht
Grafiken: Judith Theiselmann, rincón2 medien GmbH, Köln
Coverabbildung: © Hemeroskopion / fotolia.com
Umschlaggestaltung: deblik Berlin
Satz: Crest Premedia Solutions (P) Ltd., Pune, India

SPIN: 86209272

Gedruckt auf säurefreiem Papier   2111 – 5 4 3 2 1

Springer Medizin ist Teil der Fachverlagsgruppe Springer Science + Business Media
www.springer.com

Vorwort

Liebe Leserin, lieber Leser,

mit diesem Ratgeber erfüllen wir den häufig von Patienten geäußerten Wunsch nach einem Buch, das in kurzer Zeit einen Überblick über die häufigsten Augenkrankheiten bietet.

Unser Buch soll als Entscheidungshilfe für richtiges Handeln dienen. Es hilft, Symptome korrekt einzuordnen. Um diesen Anspruch zu erfüllen, haben wir den Ratgeber nach Beschwerden gegliedert. Durch diesen Aufbau haben Sie die Möglichkeit, sich in unserem Buch schnell zu orientieren. Wir erläutern anhand von Symptomen die wichtigsten Augenerkrankungen, ihre Entstehung, vorbeugende Maßnahmen und Behandlungsmöglichkeiten. Extrem seltene Augenerkrankungen bleiben zur besseren Übersicht unerwähnt. Unser Ratgeber soll nicht zur Selbstdiagnose führen und kann daher eine augenärztliche Untersuchung nicht ersetzen.

Besonders dem Thema Vorsorge räumen wir einen großen Stellenwert ein, denn es gilt: Je eher eine Erkrankung festgestellt wird, desto früher kann man mit einer notwendigen Behandlung beginnen – und umso günstiger ist der Krankheitsverlauf.

Es war uns sehr wichtig, in einer für Laien gut verständlichen Sprache zu schreiben, die kein Fremdwort und keinen Fachbegriff unübersetzt lässt. Wir hoffen, dass uns dies gelungen ist. Um Platz zu sparen, schreiben wir Autoren grundsätzlich »Patienten«, meinen aber trotzdem immer beide Geschlechter. Unsere Leserinnen werden das nicht missverstehen.

Herzlich Ihre
Birgit Hartmann
Wolfram Goertz

Inhaltsverzeichnis

Das Wunderwerk des Sehens

1

Ich sehe was, das Sie nicht sehen – jedenfalls nicht genauso, denn es fallen ja nicht dieselben Lichtstrahlen in unsere Augen. Der Stuhl beispielsweise, den 2 Leute im Raum sehen, ändert sich zwar nicht durch den Blickwinkel, aber die Wahrnehmung ist doch minimal anders, leicht verschoben.

Was ist überhaupt Sehen? Nichts anderes, als dass Lichtstrahlen ins Auge einfallen, die lichtsensible Rezeptoren und Nerven anregen, Signale ans Gehirn zu senden. Das kombinierte Einfallstor für die Lichtstrahlen im Auge sind Pupille und Linse (◘ Abb. 1.1). Die Linse hat die vornehme und uns zeitlebens allenfalls unbewusst verblüffende Aufgabe, die Lichtstrahlen zu bündeln – das führt zu einem klaren Abbild der Umgebung auf der Netzhaut, die sich an der Rückwand des Auges befindet. Je mehr sich die Linse im Laufe des Lebens trübt, desto mehr Probleme bekommt man logischerweise. Optik ist ja auch nichts anderes als Physik.

Die Netzhaut nun ist eine Schicht aus überaus feinen lichtsensiblen Rezeptoren und dünnen Nervenzellen, die den Lichteindruck ins Gehirn weiterleiten. Damit wir eine scharf konturierte Farbwahrnehmung haben und uns nicht vorkommen wie der Zuschauer beim Schleiertanz der Salome, handelt es sich nicht um irgendwelche Rezeptoren, sondern um extrem empfindsame Photorezeptoren. Rezeptoren haben die Aufgabe, eintreffende chemische und physikalische Reize für das Nervensystem zu transferieren, zu übersetzen, verständlich zu machen.

Diese Photorezeptoren schicken also Signale über die dünnen Nervenfasern zum Sehnerv; dieser führt von der Rückwand des Auges ins Gehirn. Zuvor haben sich die Nervenzellen der Netzhaut indes als ein sehr raffiniertes Optimierungsprogramm für alle einfallenden Bilder erwiesen. Sie verbessern beispielsweise den Bildkontrast und machen die Farben leuchtender – Schwarz-Weiß-Fernsehen gab's im Auge nie. Bestimmte Teile des Gehirns empfangen und verarbeiten nun diese Signale, und man ist auf wunderbare Weise in der Lage, das Bild zu sehen. Das machen wir so oft am Tag, dass man es nicht zählen kann.

Es handelt sich um eine Empfindung, die natürlich auch mit Erinnerungen zu tun hat, welche im Gehirn gespeichert sind. Wir haben schon zahllose Stühle in unserem Leben gesehen und können nun davon ausgehen, dass auch die neuen Lichtreize uns höchstwahrscheinlich nichts anderes als einen Stuhl präsentieren.

Sollte der Stuhl ein Liegestuhl sein, der im Juli bei beißendem Sonnenlicht am Strand der Algarve steht, könnte es hilfreich sein, dass die Lichtstrahlen, die den Stuhl abbilden, anders ins Auge fallen, als wenn es ein Igluvorgartenstuhl nachts um 2:35 Uhr im winterlichen Grönland wäre. Deshalb muss das Licht gedimmt oder besonders reichlich eingelassen werden. Das übernimmt die Iris, die Regenbogenhaut. Ihre Pigmentierung definiert nicht nur unsere Augenfarbe, sie besitzt auch für ihr Loch in der Mitte – die Pupille – ein paar geniale

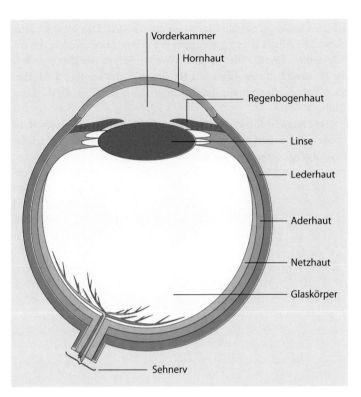

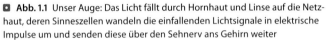

⊡ Abb. 1.1 Unser Auge: Das Licht fällt durch Hornhaut und Linse auf die Netzhaut, deren Sinneszellen wandeln die einfallenden Lichtsignale in elektrische
Impulse um und senden diese über den Sehnerv ans Gehirn weiter

Muskeln, mit deren Hilfe sie diese Pupille entweder vergrößern oder
verkleinern kann. So steuert die Iris den Lichteinfall auf der Linse.

Also Muskeln auch im Auge – das hätte man nicht gedacht. Unser-
einer glaubt ja, die einzigen aktiven Muskeln seien diejenigen, mit
denen wir die Blickrichtung steuern. Weit gefehlt! Von der Linse verlaufen nämlich ebenfalls feine Muskelfasern zur festen, äußeren Haut
des Augapfels, mit denen sich die Dicke der Linse verändern lässt.
Das ist nötig, um die Scharfstellung des Bildes, das auf der Netzhaut
entstehen soll, zu garantieren. Man möchte den gemieteten Liegestuhl
ja nicht nur aus der Nähe, sondern auch vom Hotelbalkon aus scharf
sehen. Diese teils willkürliche, teils unwillkürliche, jedenfalls sehr dynamische Anpassung der Brechkraft des Auges nennt der Fachmann
Akkommodation (vom lateinischen Wort *accommodare* »anpassen,
anlegen«). Wie wir wissen, verringert sich die Kraft der Anpassung
im Leben kontinuierlich.

Die 23 mm Durchmesser, auf die es ein Augapfel bringt, sollten
immer schön gerundet sein und keine Dellen haben. Deshalb ist der
Augapfel mit einer komplett durchsichtigen, gallertartigen Masse
gefüllt, dem Glaskörper. Er fördert auch die Bündelung der Lichtstrahlen. Und damit dieses Wunderwerk der Schöpfung störungsfrei

arbeiten kann, ist Schutz fürs Auge unerlässlich. Der beste ist knöchern: Die Augen liegen gut eingebettet in den Augenhöhlen, die von Schädelknochen gebildet werden. Weiteren Schutz gewährt vor allem die äußere Haut des Auges aus festem weißem Gewebe, die Lederhaut. Vorne geht sie in die durchsichtige Hornhaut über, die die Linse schützt.

Das Auge ist für Verblüffung gut – für Einsichten sowieso: »Und alsobald fiel es von seinen Augen wie Schuppen, und er ward wieder sehend« (Apostelgeschichte 9,18).

Vorsorgeuntersuchungen

2

2.1   Kinder – worauf sollten Eltern achten?

Wichtige Hinweise auf das mögliche Vorliegen von Augenerkrankungen

Säuglinge und Kleinkinder können ihre Beschwerden nicht äußern. Eltern, Kinder- und Augenärzte sollten daher ein Team bilden, um durch Beobachtungen und Untersuchungen mögliche Augenerkrankungen früh zu erkennen und zu behandeln. Die folgenden Beobachtungen geben Hinweise auf das mögliche Vorliegen von Augenerkrankungen und sollten daher zur sofortigen Untersuchung beim Augenarzt führen:

- Entzündungszeichen
- Schielen
- auffällige Kopfhaltung
- weiße Pupillen
- Augenzittern
- Besonderheit: extrem große Augen
- schlechte Hand-Augen-Koordination – das Kind greift daneben
- fehlende Reaktionen und Zeichen des Erkennens
- heftiges Augenreiben

■ **Die Vorgeschichte ist wichtig – warum?**

Risiko: »Frühchen«

Eine Infektion während der Schwangerschaft (z. B. Röteln) kann beim ungeborenen Kind zu schweren Augenschäden führen. Auch Kinder, die vor der 36. Schwangerschaftswoche mit einem niedrigen Geburtsgewicht geboren werden, haben ein erhöhtes Risiko für eine Augenerkrankung. Die betroffenen Säuglinge (»Frühchen«) müssen gezielt augenärztlich untersucht, regelmäßig kontrolliert (◘ Abb. 2.1) und im Bedarfsfall rechtzeitig behandelt werden.

Die Vorgeschichte ist wichtig

Die wichtigsten Fragen des Augenarztes sind:

- Hatte das Kind früher schon Augenerkrankungen?
- Wurde bereits behandelt (Brille)?
- Gab es Besonderheiten während der Schwangerschaft oder bei der Geburt?
- Wie war das Geburtsgewicht?

■ **Mein Kind soll in die Sehschule. Was ist eine Orthoptistin?**

Was ist die Sehschule?

Der Beruf der Orthoptistin beschäftigt sich speziell mit dem Erkennen und Behandeln von Erkrankungen, die das beidäugige Sehen betreffen. In der »Sehschule« werden Schielerkrankungen und Kopfzwangshaltungen durch zahlreiche Tests genau untersucht. Auch die Behandlung der Sehschwäche (Amblyopie) eines Auges erfolgt in der Sehschule. Hierbei wird das Führungsauge abgeklebt (Okklusionsbehandlung), um das sehschwache Auge zu schulen.

■ **Mein Kind hat eine »angeborene Sehschwäche« auf einem Auge. Was ist das genau?**

Bei der »angeborenen« Sehschwäche handelt es sich um die Verminderung der Sehschärfe meist auf einem Auge, ohne dass eine

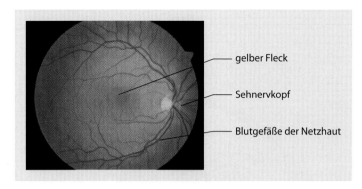

gelber Fleck

Sehnervkopf

Blutgefäße der Netzhaut

⬛ Abb. 2.1 Gesunder Augenhintergrund mit Sehnervkopf, gelbem Fleck (Makula) und den Blutgefäßen der Netzhaut

eigentliche Augenerkrankung vorliegt. Menschen werden nicht mit voller Sehschärfe geboren. Das Sehen entwickelt sich erst während der ersten Lebensjahre. Kommt es in dieser für Störungen sehr empfindlichen Zeit zur Benachteiligung eines Auges, so kann sich auf diesem Auge die volle Sehschärfe nicht entwickeln, und das Auge wird sehschwach.

Eine Ursache für diese Entwicklungsstörung können Unterschiede im Bau der Augen sein. Wird zum Beispiel die Notwendigkeit für eine Brille nicht rechtzeitig erkannt, so kann es zur »Benachteiligung« eines Auges beim Sehen kommen. Dieses Auge wird dann nie lernen, richtig zu sehen. Auch ein Schielen oder eine Linsentrübung kann die beidseitige Augenentwicklung behindern.

Kinder, die einseitig oder beidseitig sehbehindert sind, können sich völlig unauffällig verhalten. Wird ein Sehfehler erst zur Einschulung festgestellt, so kann zum Beispiel ein sehschwaches Auge nicht mehr erfolgreich behandelt werden. Die Vorsorgeuntersuchung beim Augenarzt ist daher für alle Kinder zwischen dem 2. und dem 3. Lebensjahr besonders wichtig.

> Die Vorsorgeuntersuchung zwischen dem 2. und dem 3. Lebensjahr hilft, eine Sehschwäche zu vermeiden

2.2 Grüner Star (Glaukom) – Früherkennung und Behandlung

- Was ist der grüne Star, und welche Rolle spielt der Augendruck bei dieser Erkrankung?

Der Sehnervkopf (Papille) ist die Stelle, an der alle Nervenfasern der Netzhaut zusammentreffen. Der grüne Star (Glaukom) ist eine Erkrankung des Sehnervkopfes mit Gesichtsfeldausfällen. Der Augendruck kann beim grünen Star sowohl erhöht als auch normal sein. Man spricht in diesem Fall vom Normaldruckglaukom. Eine reine Augendruckerhöhung (okuläre Hypertension) liegt vor, wenn noch keine Schäden am Sehnerv entstanden sind und das Gesichtsfeld noch völlig intakt ist. Der normale Augendruck liegt bei 14–21 mmHg (Mil-

> Der grüne Star (Glaukom) ist eine Erkrankung des Sehnervkopfes

2

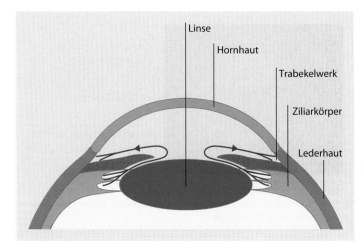

Abb. 2.2 Kammerwasser wird hauptsächlich vom Ziliarkörper gebildet und füllt den vorderen Augenabschnitt aus. Es fließt hauptsächlich durch das Trabekelwerk im Kammerwinkel ab

limeter Quecksilbersäule). Er kann aber auch bei gesunden Augen im Tagesverlauf sehr schwanken. Daher sind Augendruckmessungen zu verschiedenen Tageszeiten bei der Diagnostik sinnvoll.

Das Auge wird im vorderen Augenabschnitt vom Kammerwasser ausgefüllt, das überwiegend von den Ziliarkörperzellen gebildet wird. Der Hauptabfluss erfolgt durch das Trabekelwerk (■ Abb. 2.2). So wird ein gewisser Augendruck aufgebaut. Störungen beim Abfluss führen zu einer Augendruckerhöhung und zu Schäden am Sehnerv. In schweren Fällen kann es zusätzlich zu Hornhautveränderungen und Durchblutungsstörungen an der Regenbogenhaut kommen.

■ **Warum sollte ich eine augenärztliche Vorsorgeuntersuchung auf grünen Star machen lassen, wenn ich doch keine Beschwerden habe?**

Vorsorge zur Früherkennung von grünem Star:
40.–60. Lebensjahr alle 2 Jahre, ab dem 60. Lebensjahr jährlich

Der grüne Star ist eine der häufigsten Erblindungsursachen weltweit. Im Frühstadium sind die Betroffenen meist beschwerdefrei. Bleibt das Glaukom unentdeckt und unbehandelt, so nehmen die krankhaften Veränderungen am Sehnervkopf zu (■ Abb. 2.3). Es kommt im schlimmsten Fall sogar zur Erblindung. Der schleichende, symptomlose Krankheitsverlauf führt dazu, dass viele Glaukome unerkannt bleiben. Umso wichtiger ist hier die Vorsorgeuntersuchung zur Früherkennung (▶ Informatives: Individuelle Gesundheitsleistungen (IGeL)).

■ **Wann bin ich besonders gefährdet, einen grünen Star zu bekommen?**

Risikofaktoren für einen grünen Star

Risikofaktoren für einen grünen Star sind:
- Augendruckerhöhung
- großer Sehnerv

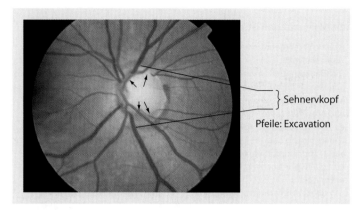
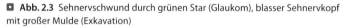

Abb. 2.3 Sehnervschwund durch grünen Star (Glaukom), blasser Sehnervkopf mit großer Mulde (Exkavation)

- geringe Hornhautdicke
- Glaukom in der Familie
- Kurzsichtigkeit
- dunkle Hautfarbe
- höheres Lebensalter
- Migräne
- Einnahme von Steroiden (Kortison)
- niedriger Blutdruck
- Spielen von Blasinstrumenten

Es ist statistisch erwiesen, dass die Wahrscheinlichkeit, an einem grünen Star zu erkranken, mit dem Lebensalter steigt. 15 % aller Menschen, die älter als 80 Jahre sind, haben ein Glaukom. Viele wissen es leider nur nicht.

- **Welche Formen vom grünen Star gibt es?**
- Offenwinkelglaukom
- Engwinkelglaukom
- Normaldruckglaukom
- Pigment- und Kapselhäutchenglaukom
- Glaukom als Folgeerkrankung (Sekundärglaukom)

All diese Formen entstehen durch einen verschlechterten Kammerwasserabfluss. Mögliche Ursachen sind: Ein angeborener enger Kammerwinkel (Engwinkelglaukom), verändertes Gewebe (Offenwinkelglaukom) oder Ablagerungen im Kammerwinkel (Pigment- und Kapselhäutchenglaukom). Auch krankhafte Gefäßneubildungen (bei Diabetikern) oder Vernarbungen nach Verletzungen können zu einer Abflussbehinderung führen. Man spricht in diesen Fällen von einem Sekundärglaukom.

Es gibt verschiedene Formen von grünem Star (Glaukom)

Informatives: Individuelle Gesundheitsleistungen (IGeL)

1999 haben sich Augenärzte in Deutschland für ein Vorsorgeprogramm stark gemacht. Es ist jedoch dem Rotstift der Gesundheitspolitik zum Opfer gefallen. Wird eine Erkrankung festgestellt, so übernehmen die Krankenkassen die Kosten für die medizinisch notwendigen Untersuchungen, für Medikamente und, falls erforderlich, für Laserbehandlungen oder Operationen.

Die Kosten für Vorsorgeuntersuchungen müssen jedoch von den Patienten selbst getragen werden. Diese »Individuellen Gesundheitsleistungen« (IGeL) werden nach der Gebührenordnung für Ärzte (GOÄ) abgerechnet. Die Steigerungssätze, mit denen Ärzte abrechnen, variieren zwischen dem 1,0- und 3,5-fachen Steigerungssatz; der 2,3-fache Steigerungssatz ist üblich.

Welche Vorsorgeuntersuchung ist wann sinnvoll?
Die Glaukom-IGeL ist eine Vorsorgeuntersuchung auf grünen Star (Glaukom); Sehnervkopfbeurteilung und Augendruckmessung sind enthalten. Diese Vorsorgeuntersuchung wird ab dem 40. Lebensjahr alle 2 Jahre empfohlen, nach dem 60. Lebensjahr sind jährliche Kontrollen ratsam.

Bei der HRT-Untersuchung (Tomografie vom Sehnervkopf) ermöglichen Schichtaufnahmen eine genaue Vermessung des Sehnervkopfes. Dies ist besonders bei grenzwertigem Augendruck, grünem Star (Glaukom) in der Verwandtschaft, schwer zu beurteilendem Sehnervkopf und zur Verlaufskontrolle bei bestehendem Glaukom sinnvoll.

Die Myopie-IGeL ist eine besondere Vorsorgeuntersuchung für kurzsichtige Patienten. Bei einer Kurzsichtigkeit ab –3.0 dpt (Dioptrien) kommen Veränderungen, die zu einer Netzhautablösung führen können, häufiger vor. Daher sind in diesen Fällen regelmäßige Netzhautuntersuchungen (alle 3 Jahre) auch bei beschwerdefreien Patienten sinnvoll.

Eine Brillenberatung (Brillen-IGeL) – besonders wenn Spezialbrillen zum Notenlesen oder für die Computerarbeit gewünscht werden – ist keine Leistung der Krankenkassen und muss selbst bezahlt werden.

Welche Vorsorgeuntersuchung im Einzelfall angeraten ist, sollte man mit dem behandelnden Augenarzt besprechen.

Notfall Glaukomanfall: Der Patient muss unverzüglich in die nächste Augenklinik

■ **Was ist ein Glaukomanfall?**

Ein Glaukomanfall ist der plötzliche, vollständige Verschluss des Kammerwinkels. Der Augeninnendruck steigt rasant an (auf Werte bis zu 60 mmHg). Bleibt dieser Zustand unbehandelt, so kommt es innerhalb kürzester Zeit zu massiven Schäden am Sehnerv und zur Erblindung. Es handelt sich also um einen absoluten Notfall, und der Patient muss unverzüglich in die nächste Augenklinik.

Wichtige Vorsorgeuntersuchungen auf grünen Star (Glaukom): »Glaukom-IGeL« und Tomografie des Sehnervkopfes (HRT)

■ **Welche Vorsorgeuntersuchungen beim grünen Star gibt es, und wie häufig sollten sie durchgeführt werden?**

Eine Vorsorgeuntersuchung auf grünen Star sollte alle 2 Jahre erfolgen. Bei besonderen Risikogruppen sind zum Teil aber auch häufigere Kontrollen notwendig.

Da der Augeninnendruck auch bei fortgeschrittenem grünen Star sehr schwanken und zeitweise normal sein kann, ist eine Augendruckmessung nur in Verbindung mit der Beurteilung des Sehnervkopfes als Vorsorgeuntersuchung geeignet. Die sogenannte »Glaukom-IGeL« beinhaltet beides (▶ Informatives: Individuelle Gesundheitsleistungen (IGeL)).

Die Messung der Hornhautdicke (Pachymetrie, ▶ Informatives: Untersuchungsmethoden) ist eine sinnvolle Ergänzung zum »Glaukom-IGeL«. Hier gilt: Je dünner die Hornhaut, desto höher ist das Risiko, einen grünen Star zu bekommen.

Bei der Tomografie des Sehnervkopfes (HRT) (▶ Informatives: Untersuchungsmethoden) wird die Papille mithilfe eines dreidimensionalen Bildes genau vermessen. Da die Sehnervköpfe auch bei gesunden Augen im Hinblick auf Farbe (Grad der Durchblutung), Größe und Form der Mulde (Exkavation) sehr variieren können, ist eine Beurteilung manchmal schwierig. In diesen Fällen hilft diese computergestützte Vermessung weiter, da die genaue Dokumentation eine Verlaufskontrolle erleichtert. Häufig kann ein anfänglicher Krankheitsverdacht auch ausgeräumt werden. Beim Seitenvergleich kann eine ausgeprägte Seitendifferenz der Sehnervköpfe zum Verdacht auf Durchblutungsstörungen der Halsschlagadern (Carotiden) führen. In diesen Fällen wird eine Ultraschalluntersuchung veranlasst. Liegt eine starke Verengung der Halsschlagadern vor, so wird vom Gefäßchirurgen operiert und der Patient wahrscheinlich vor einem Schlaganfall (Apoplex) bewahrt.

Die regelmäßige Vorsorgeuntersuchung bei Augenarzt ist wichtig – nicht nur fürs scharfe Sehen. Bei manchem kann sie lebensrettend sein.

■ **Wie wird ein grüner Star behandelt?**
Augentropfen, Laserbehandlung und Glaukomoperation sind die Behandlungsmöglichkeiten für einen grünen Star (Glaukom).

Augentropfen zur Behandlung des Glaukoms bewirken eine verminderte Kammerwasserbildung oder einen verbesserten Abfluss. Für Patienten steht besonders die Verträglichkeit dieser Augentropfen im Vordergrund. Grundsätzlich können Augentropfen nur gut wirken, wenn sie regelmäßig und mit hoher Zuverlässigkeit angewendet werden. Lesen sie die Beipackzettel, so befürchten viele Patienten mehr Nebenwirkungen als Nutzen. Alle Nebenwirkungen und Befürchtungen sollten daher immer offen angesprochen werden. Der Augenarzt kann nur so aus der Vielzahl von möglichen Augentropfen gezielt die Tropfen auswählen, bei denen keine Nebenwirkungen auftreten.

Bei der Laserbehandlung des Glaukoms (Trabekuloplastik) setzt der Arzt Laserherde in das Trabekelwerk des Kammerwinkels. Sie bilden Narben, in deren Umgebung der Kammerwasserabfluss deutlich verbessert wird. Auf diese Weise kommt es zu einer Augendrucksenkung, und in vielen Fällen kann nach dieser Laserbehandlung sogar auf Augentropfen zur Drucksenkung verzichtet werden.

Um einen möglichen Glaukomanfall beim engen Kammerwinkel sicher zu vermeiden, wird operativ ein kleines Loch in die Regenbogenhaut geschnitten (Iridektomie) und so ein zusätzlicher Abfluss geschaffen. Bei heller Iris ist dieser Eingriff meist auch mit dem Laser möglich.

Bei der Glaukomoperation (Goniotrepanation) wird ein künstlicher Abfluss des Kammerwassers unter die Bindehaut geschaffen, ein sogenanntes Sickerkissen. Diese Operation wird aber erst durchgeführt, wenn alle anderen Maßnahmen nicht zu einer ausreichenden Augendrucksenkung geführt haben.

Wie kann der grüne Star behandelt werden?

2

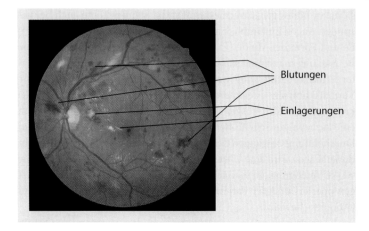

◘ Abb. 2.4 Netzhautschäden durch Zuckerkrankheit mit Blutungen und hellen Einlagerungen

2.3   Bluthochdruck und Zuckerkrankheit – und nun?

Krankhafte Gefäßveränderungen bei Zuckerkrankheit und Bluthochdruck

Zuckerkrankheit (Diabetes) und Bluthochdruck (Hypertonie) sind Erkrankungen, die zu Veränderungen an den Blutgefäßen im gesamten Körper führen können. Da sie anfangs keine Beschwerden verursachen und selbst bei gut eingestelltem Bluthochdruck und Diabetes auftreten können, sind regelmäßige Vorsorgeuntersuchungen (▸ Informatives: Individuelle Gesundheitsleistungen (IGeL)) besonders wichtig. Hierbei wird der Augenhintergrund bei erweiterter Pupille (Mydriasis) untersucht. Krankhafte Veränderungen am Augenhintergrund erlauben Rückschlüsse auf den Zustand der Blutgefäße im gesamten Körper. Für die weitere Therapie ist diese Information entscheidend.

▪   **Welche Veränderungen können durch einen Bluthochdruck entstehen?**
Bei der Beurteilung der Netzhaut mit dem Augenspiegel kann der Augenarzt Blutungen (◘ Abb. 2.4), vermindert durchblutete Bereiche, verengte Schlagäderchen und Gefäßverkalkungen sehen. In schweren Fällen können die Schwellung des Sehnervkopfes und eine Erkrankung der Netzhautmitte (Makula, gelber Fleck) hinzukommen.

▪   **Welche krankhaften Augenveränderungen kann der Augenarzt möglicherweise bei der Zuckerkrankheit finden?**
Diabetische Veränderungen an der Netzhaut sind Gefäßaussackungen, punktförmige Blutungen und Fettablagerungen. Im fortgeschrittenen Stadium kommt es zur unkontrollierten Neubildung von Blutgefäßen, die einreißen und heftig bluten können. Im schlimmsten Fall kann es zu einer Netzhautablösung kommen. Die Schwellung

der Netzhaut im Bereich der Netzhautmitte (Makula) kann schon im Frühstadium zu einer Sehverschlechterung führen.

- **Wann muss man behandeln, und welche Therapiemöglichkeiten stehen zur Verfügung?**

Sind Gefäßneubildungen entstanden, so ist die Laserbehandlung (möglichst im Frühstadium) erforderlich. Mit dem Laser setzt man kleine Herde, die zu Narben verheilen. Dieses Narbengewebe hat einen wesentlich geringeren Sauerstoffbedarf, und so wird die Bildung neuer krankhafter Gefäße gebremst. Bei einer Beteiligung der Netzhautmitte muss zunächst eine Fotoserie von der Netzhaut nach Gabe eines Farbstoffes (Fluoreszenzangiografie) gemacht werden. Anhand dieser Bilder kann gezielt gelasert werden. Hier hat die Laserbehandlung eine gefäßabdichtende, abschwellende Wirkung.

Kommt es zu einer Netzhautablösung oder Glaskörpereinblutung, so kann eine Glaskörperentfernung (Vitrektomie) erforderlich werden.

Wie wird behandelt?

- **Was kann man zur Vorbeugung tun?**

Eine optimale Blutdruck- und Blutzuckereinstellung ist wichtig. Auch Risikofaktoren wie erhöhte Blutfette, Harnsäure (Gicht) und Nikotin (Rauchen) sollten vermieden werden.

Risikofaktoren vermeiden

2.4 Kurzsichtigkeit – was ist zu tun?

- **Welche Erkrankungsrisiken haben kurzsichtige Augen?**

Kurzsichtige Augen haben durch ihre Besonderheiten ein erhöhtes Risiko für eine Netzhautablösung. Bei der Untersuchung der Netzhaut (▶ Informatives: Untersuchungsmethoden) mit erweiterten Pupillen (Mydriasis) wird besonders nach dünnen Stellen und Netzhautlöchern gesucht. Sie stellen ein Risiko für eine Netzhautablösung dar. Man kann diese Veränderungen vorbeugend lasern oder regelmäßig kontrollieren und so eine Netzhautablösung in den meisten Fällen verhindern.

Risiko: Kurzsichtigkeit

Kurzsichtige haben auch ein erhöhtes Risiko für das Auftreten eines grünen Stars und einer Erkrankung der Netzhautmitte (Makula).

Das größte Risiko für die Netzhautablösung haben Patienten mit Werten um −5.0 dpt (Dioptrien). Patienten mit einer höheren Kurzsichtigkeit (Werte über −8.0 dpt) haben dagegen häufiger krankhafte Veränderungen der Netzhautmitte.

- **Welche Netzhautveränderungen gibt es, und wie müssen sie behandelt werden?**

Netzhautlöcher und dünne Stellen der Netzhaut stellen ein gewisses Risiko für eine Netzhautablösung dar. In diesen Fällen ist eine vorbeugende Laserbehandlung sinnvoll. Notwendig ist sie bei einem

Eine vorbeugende Laserbehandlung kann in vielen Fällen die Netzhautablösung verhindern

2

Informatives: Untersuchungsmethoden

Das Arzt-Patient-Gespräch sollte jeder Untersuchung vorausgehen. Aktuelle Beschwerden, Augenvorerkrankungen, bereits angewendete Augenmedikamente, Allgemeinkrankheiten (Zuckerkrankheit, Bluthochdruck) und Augenerkrankungen, die bei Verwandten aufgetreten sind, sollten nicht unerwähnt bleiben; sie spielen eine wichtige Rolle. Alle Medikamente müssen genannt werden, um Wechselwirkungen zu vermeiden.

Wie wird die Funktion der Augen geprüft?
- Sehschärfenbestimmung (Visus): Prüfung, welche Sehzeichen man gerade noch erkennen kann

Wie werden die »Brillenwerte« (Refraktion) betimmt?
- Autorefraktometermessung: automatische Messung der Refraktionswerte

- Refraktionsbestimmung: verschiedene Gläser werden vorgehalten
- Skiaskopie: Schattenprobe

Was wird bei der Augenuntersuchung kontrolliert?
- Betrachten von Lidern, Lidstellung, äußerem Auge
- Untersuchung der Augenbeweglichkeit und der Pupillenreaktion
- Untersuchung der vorderen Augenabschnitte mit der vergrößernden Spaltlampe (◻ Abb. 2.5)
- Untersuchung der Netzhaut mit Lichtquelle und Lupe
- Augendruckmessung mit dem Tonometer

Welche zusätzlichen Augenuntersuchungen gibt es?
- Spülung der Tränenwege
- Gesichtsfelduntersuchung
- Amsler-Gitter-Test

- Ultraschalluntersuchung
- Farbstoff-Fotoserie
- OCT (optische Kohärenztomografie)
- Messung der Nervenfaserschichtdicke
- Sehschuluntersuchung
- Vermessung des Sehnervkopfes (Tomografie)
- Vermessung der Hornhautoberfläche (Topografie)
- Messung der Hornhautdicke (Pachymetrie)
- Farbtests
- Beurteilung des Kammerwinkels (Gonioskopie)
- Test des Dämmerungssehens
- EOG (Elektrookulografie)
- ERG (Elektroretinografie)
- VEP (visuell evozierte Potenziale)

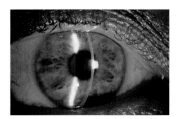

◻ **Abb. 2.5** Blick mit der Spaltlampe auf ein gesundes Auge: spiegelnde Hornhaut, optisch klare Vorderkammer, runde Pupille, ungetrübte Augenlinse

frischen Riss der Netzhaut, da hier das Risiko für eine Netzhautablösung deutlich erhöht ist. Auch wenn Familienangehörige (Eltern, Geschwister) oder das Partnerauge betroffen sind, sollte vorsorglich gelasert werden.

Tritt eine Erkrankung der Netzhautmitte (Makula) auf, so können Gefäßneubildungen an dieser Stelle zu einer Narbenbildung und erheblicher Verschlechterung der Sehschärfe führen. Lucentis, ein Medikament, das die Entstehung von Gefäßneubildungen hemmt, indem es gezielt auf die Wachstumsfaktoren wirkt, steht hier für die Behandlung zur Verfügung.

Augenverletzungen

3.1 Besonderheiten bei Kindern – Tipps und Therapie

- Aus Angst vor Strafe verheimlichen Kinder manchmal sogar schwere Verletzungen. Wie sollten Eltern oder Bezugspersonen handeln?

Kinder bei Verletzungen nie bestrafen

Generell gilt: Man sollte Kinder bei Verletzungen nie bestrafen! Bestrafung oder die Furcht vor Strafe führt zum Verheimlichen oder Herunterspielen von Verletzungen. Die Folge: Selbst schwere Augenverletzungen bleiben zunächst unbemerkt, schwere Komplikationen können auftreten. Die Heilungsaussichten sind umso günstiger, je früher behandelt wird.

Zur Vermeidung weiterer Unfälle sollte man mit Kindern über mögliche Gefahren (◻ Abb. 3.1) sprechen, ihnen die Folgen von Fehlverhalten aufzeigen und erklären. So lassen sich vielleicht manche Unfälle verhindern. Das Vertrauensverhältnis zwischen Kind und Bezugsperson ist enorm wichtig.

- Was ist bei Schnitt- und Platzwunden an den Augenlidern zu beachten?

Eine Lidkantenverletzung muss exakt wiederhergestellt werden

Schnitt- und Platzwunden bei Kindern entstehen häufig beim Sturz auf die Lenkstange von Roller oder Fahrrad. Zur Wundversorgung sollte man in die nächste Augenklinik fahren. Lidverletzungen haben 2 entscheidende Tücken, die nicht übersehen werden dürfen: Zum einen muss eine Verletzung des Tränenkanals ausgeschlossen werden, und zum anderen bedarf eine Lidkantenverletzung einer besonders exakten Wiederherstellung.

- Wie versorgt der Arzt Lidverletzungen, und welche Komplikationen können bei Tränenweg- oder Lidkantenverletzungen auftreten?

Besonderheit: Tränenwegverletzung

Zu Beginn der Behandlung muss die sorgfältige Untersuchung eine Beteiligung von Tränenweg oder Lidkante ausschließen. Der Tränenweg wird untersucht, indem man ihn spült. Für Augenärzte ist das Routine. Liegt eine Tränenwegverletzung vor, muss diese zuerst in Ordnung gebracht werden. Dazu wird eine Tränenwegschiene (Silikonschlauch) gelegt. Sie verhindert Vernarbungen und sollte 6 Monate verbleiben.

Lidkantenverletzungen erfordern ein besonders exaktes Wiederherstellen durch eine Lidkantennaht. Die Stufenbildung muss verhindert werden, sie könnte zu Wimpernfehlstellungen und unvollständigem Lidschluss führen. Die Folgen: Tränen des Auges (Epiphora), Entzündungen und Schmerzen.

Wurde dem Tränenweg und der Lidkante besondere Aufmerksamkeit zuteil und eine Beteiligung ausgeschlossen oder behandelt, so erfolgt nun im 2. Schritt die Wundversorgung:

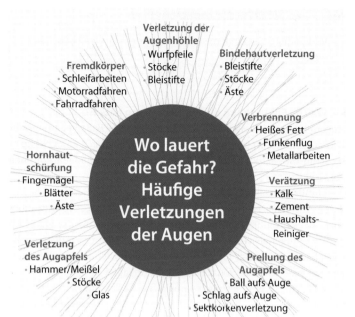

Abb. 3.1 Häufige Augenverletzungen

- Wundreinigung
- Wiederherstellung und Wundverschluss durch Hautnähte
- Tetanusimpfung, falls kein Impfschutz mehr besteht
- Nachbehandlung mit einer entzündungshemmenden Augensalbe
- Entfernung von Hautfäden nach 5 Tagen (bei Lidkantennähten erst nach 10 Tagen)

■ **Wie entsteht eine Hornhautabschürfung (Erosio), und wie behandelt man sie?**

Während Säuglinge von der Mutterbrust als Nährmedium geradezu hypnotisiert werden, so sind es für Kleinkinder die Gesichter, die besonders interessant sind. Während Bärte bei manchen Kindern ein »Fremdeln« auslösen, werden Augen als besonders interessant empfunden. Sie bewegen sich, sie lachen. Kleinkinder versuchen sie zu »begreifen«. Die zum Teil sehr spitzen kindlichen Fingernägel können so bei Eltern und Kindern oberflächliche Hornhautabschürfungen verursachen. Bei älteren Kindern entstehen diese Verletzungen meist beim Spiel mit Ästen oder Stöcken.

Die oberflächliche Hornhautabschürfung ist die häufigste Augenverletzung im Kindesalter. Hierbei wird die äußere Hornhautschicht, das Epithel, teilweise abgeschürft. Diese Verletzung ist recht schmerzhaft, wird daher meist sofort erkannt und mit einem Augensalbenverband vom Augenarzt behandelt. Da sich das Hornhautepithel rasch erneuert, ist alles meist nach 2–3 Tagen wieder verheilt, ohne dass eine Narbe entsteht.

Die schmerzhafte Hornhautabschürfung

3

> **Tipp**
>
> Vorbeugung: Bei Kindern sollten die Fingernägel kurz gehalten werden.

Das »blaue Auge«

■ **Welche Folgen kann die Augenprellung haben?**

Augenprellungen ziehen sich Kinder meist beim Ballspiel zu. Ein direkt aufs Auge aufprallender Ball oder der Ellenbogen eines Mitspielers sind mögliche Ursachen. Auch Stockschlagprellungen kommen vor.

Die Prellung kann sowohl zu Verletzungen im Bereich der vorderen Augenabschnitte (Hornhaut, Regenbogenhaut, Augenlinse) als auch zu Schwellungen, Blutungen und Rissen an der Netzhaut im hinteren Augenabschnitt führen. Eine Narbenbildung an der Makula (Netzhautmitte, gelber Fleck) führt im schlimmsten Fall zu einer bleibenden Sehschwäche. Sogar ein Riss im Augapfel ist möglich.

Zusätzlich kommen auch knöcherne Verletzungen (Frakturen) vor.

Zusätzlich kommen auch knöcherne Verletzungen (Frakturen) vor. Der Boden der Augenhöhle ist besonders gefährdet (Orbitabodenfraktur). Ein Bruchspalt kann entstehen. Wird Muskelgewebe im Bruchspalt eingeklemmt, wird die Augenbeweglichkeit beeinträchtigt. Doppelbilder sind die Folge.

Die Röntgenuntersuchung schafft Klarheit. Der Bruch lässt sich genau lokalisieren. Hals-Nasen-Ohren-Arzt und Kieferchirurg und Augenarzt arbeiten in diesen Fällen Hand in Hand. Der HNO-Arzt muss eine Beteiligung der Nebenhöhlen beurteilen. Ist eine Operation erforderlich, wartet der Kieferchirurg zunächst das Abschwellen ab, und nach ungefähr 10 Tagen wird operiert. Eingeklemmtes Gewebe wird aus dem Bruchspalt gelöst und der Knochendefekt mit Teflon verschlossen.

■ **Ast, Stock, Bleistift, Wurfpfeil – Gefahr für Augen und Leben?**

Stichverletzungen durch solche scharfen »Waffen« können beim Spiel sowohl zu tiefen Verletzungen der Augenhöhle als auch zur durchspießenden Eröffnung des Augapfels führen. Dabei können Fremdkörper (Holzsplitter, Metallteile) in der Augenhöhle oder im Augapfel verbleiben. Das Gefährliche hierbei ist, dass das Ausmaß der Beschwerden nicht unbedingt zum Schweregrad der Verletzung passt. Selbst ein Fremdkörper im Augapfel macht manchmal zunächst kaum Beschwerden.

**Lebensgefahr!
Die verschleppte
Stichverletzung**

Bleibt der Fremdkörper unbemerkt, so kommt es zur Entzündung. Breitet sich diese Entzündung aus, so kann sie die gesamte Augenhöhle betreffen (Orbitaphlegmone). Typische Hinweise auf diese Ausbreitung sind die eingeschränkte Augenbeweglichkeit (Motilität) und Fieber. In schwersten Fällen kann es sogar zur Ausbreitung auf die Hirnhäute (Meningitis) oder das Gehirn (Hirnabszess) kommen – es besteht Lebensgefahr.

■ **Wie werden Augenverletzungen untersucht und behandelt?**

Bei allen – auch scheinbar nur oberflächlichen – Augenverletzungen muss die Untersuchung die genaue Ausdehnung klären. Nach knöchernen Defekten (Frakturen) und Fremdkörpern im Augeninneren wird mit der Röntgenuntersuchung gefahndet. Im Zweifel kommen zusätzliche bildgebende Verfahren (Computertomografie) zum Einsatz. Die gute Zusammenarbeit zwischen Röntgen-, HNO- und Augenärzten ist in diesen Fällen enorm wichtig.

Ist es unfallbedingt zur Eröffnung (Perforation) des Augapfels gekommen, wird die Operation erforderlich. In Vollnarkose werden Fremdkörper aus dem Augeninneren entfernt, die vorderen Augenabschnitte wiederhergestellt, und in schweren Fällen muss auch die Netzhaut operiert werden. Zur Vorbeugung oder Behandlung von Entzündungen wird ein Antibiotikum verordnet.

■ **Was ist ein Shaken-Baby-Syndrom?**

Heftiges Schütteln führt bei Säuglingen zu Netzhautblutungen, Hirnblutungen und Hirnschwellung (Ödem). Während sich Hirnblutung und Hirnschwellung nur durch bildgebende Verfahren (Computertomografie) feststellen lassen, ist die Netzhautblutung bei der Augenuntersuchung zu erkennen.

Unfall oder Misshandlung?

■ **Wie können Ärzte zwischen Unfall und Misshandlung unterscheiden?**

Bei Misshandlungen durch heftiges Schütteln zeigt die Untersuchung selten »blaue Flecken« oder andere Zeichen äußerer Gewalteinwirkung. Die betroffenen Kinder werden häufig erst relativ spät in der Klinik vorgestellt. Eine stimmige Vorgeschichte fehlt. Während nur schwerste unfallbedingte Schädelhirnverletzungen zu diesen massiven Netzhautblutungen führen, sind sie beim Schütteltrauma die Regel.

Mögliche Spätfolgen für die Opfer sind Sehschwäche, geistige Behinderung oder Krampfanfälle (Epilepsie). Leider gibt es auch Todesfälle.

3.2 Augenverätzung – wenn jede Sekunde zählt

> **Tipp**
>
> Soforthilfe: Die Augen müssen so schnell wie möglich gespült werden!

Bei Augenverätzungen muss rasch reagiert werden. Die betroffenen Augen müssen möglichst schnell mit Wasser oder anderen neutralen Flüssigkeiten gespült werden, damit die ätzende Wirkung der Chemikalie am Auge unterbrochen wird. Spezielle Spüllösungen sind nicht

Sofort spülen!
Bei einer Augenverätzung zählt jede Sekunde

erforderlich. Es gilt: Je kürzer die Einwirkzeit, desto geringer sind die Schäden am Auge.

■ **Was geschieht bei der Verätzung am Auge?**
Schwerste Augenverletzungen entstehen durch ätzende Chemikalien, Laugen oder Säuren. Besonders Laugen (Kalk, Ammoniak) fressen sich schnell in die Tiefe des Gewebes – Zerstörung ist die Folge.

Sofort kommt es zur Schwellung von Bindehaut und Hornhaut. Später treten Trübungen und Entzündungen auf. Mögliche Spätfolgen: Narben, Lidfehlstellungen, grüner Star (Glaukom). Eine Hornhautverpflanzung (Transplantation) oder wiederherstellende (plastische) Lidoperationen können erforderlich werden.

Wie wird die Verätzung behandelt?

■ **Wie hilft der Augenarzt bei Verätzung?**
— Örtliche Betäubung durch Augentropfen zur Schmerzlinderung
— Schmerzmittel, ggf. Beruhigungsmittel
— Augenspülung
— Augenuntersuchung
— bei Bedarf: drucksenkende Augentropfen
— Vitamin C (Ascorbinsäure) als Augentropfen oder Tabletten
— entzündungshemmende Augentropfen (Kortison, Antibiotika)

■ **Welche Spätschäden können auftreten?**
Das sogenannte Randschlingennetz der Hornhaut besteht aus Blutgefäßen, die die Hornhaut vom Rand (Limbus) her ernähren. Da die Hornhaut selbst keine Blutgefäße besitzt, ist ein intaktes Randschlingennetz besonders wichtig und für die Prognose entscheidend. Defekte führen zu bleibenden Schäden. Sie können so gravierend sein, dass eine Hornhautverpflanzung erforderlich wird. Diese kann jedoch frühestens nach 1–2 Jahren erfolgen, wenn das Auge reizfrei ist. Die Erfolgsaussichten sind aber meist begrenzt.

> **Tipp**
>
> Vorbeugung: Das Tragen einer Schutzbrille bewahrt die Augen vor Verätzungen.

■ **Welche Folgen können Verbrennungen am Auge haben?**
Öl aus der Fritteuse führt häufig zu Augenverbrennungen. Die Einwirkung von Hitze ähnelt in ihren Folgen der Chemikalienverletzung. Es kommt zur Verletzung von Lidern, Hornhaut und Bindehaut.

3.3 Fremdkörper, Verblitzung – so beuge ich richtig vor

- **Der klassische Notfall um 2 Uhr morgens: die »Verblitzung« – was ist passiert?**

Starkes UV-Licht (Schweißarbeiten, Solarium) führt am Auge zu einer Entzündung von Hornhaut und Bindehaut. Vergleichbar mit einem Sonnenbrand an der Haut kommt es mit zeitlicher Verzögerung zu Schäden an der Augenoberfläche. Einige Stunden nach der Einwirkung der schädlichen Strahlung treten starke Schmerzen auf. Die Augen sind lichtscheu und tränen. Bei der Untersuchung zeigen sich Schäden in der oberflächlichen Hornhautschicht, dem Epithel. Die Bindehaut ist gerötet und geschwollen. Diese Beschwerden klingen glücklicherweise nach ungefähr 1 Tag meist folgenlos wieder ab, da sich das Hornhautepithel schnell wieder erholt.

Die Verblitzung: Entzündung durch starkes UV-Licht

- **Welche Maßnahmen sind zur Linderung der Beschwerden geeignet?**
- Kühlung
- Ruhigstellung durch Augensalbenverband (Vitamin-A-Augensalbe)
- Schmerzmittel (Paracetamol oder Azetylsalizylsäure/ASS)

Linderung durch Kühlung, Augensalbe und Schmerzmittel

> **Tipp**
>
> Vorbeugung: Das Tragen einer entsprechenden Schutzbrille schützt vor Fremdkörpern und starkem UV-Licht.

- **Wie kommen Hornhautfremdkörper ins Auge?**

Meist ist unser Lidschlussreflex schnell genug um Fremdkörper erfolgreich abzuwehren. Werden winzige, bei Schleifarbeiten anfallende Schlackestückchen beschleunigt, so sind diese Geschosse schneller als unser Lidschlussreflex. Die Folge: Hornhautfremdkörper. Beim Motorradfahren mit hochgeklapptem Visier und beim Fahrradfahren können so ebenfalls kleinste Pflanzenteilchen ins Auge geraten. Unter dem Oberlid (subtarsal) sind sie besonders unangenehm.

Hornhautfremdkörper – wenn die Schutzbrille vergessen wird

- **Wie hilft der Augenarzt bei einem Hornhautfremdkörper?**

Hornhautfremdkörper werden entfernt. Das längere Einwirken metallischer Fremdkörper kann zur Bildung eines Rosthofes führen, der ausgefräst werden muss. Anschließend wird mit einer entzündungshemmenden Augensalbe und einem Augenverband behandelt. Je nach Tiefe der Verletzung können Fremdkörper auch Hornhautnarben und somit eine herabgesetzte Sehschärfe verursachen.

3

- **Welche besondere Gefahr geht von Hammer-Meißel-Fremdkörpern aus?**

Beim Schlag von Metall auf Metall können winzige Metallteilchen absplittern und ins Auge eindringen. Diese intraokularen Fremdkörper sind besonders gefährlich, weil sie unerkannt zu massiven Entzündungen bis hin zum Verlust des Auges führen können. Bei der Augenuntersuchung muss daher immer gezielt nach Perforationsstellen gesucht werden. Der Unfallhergang ist hier unbedingt zu beachten.

- **Wie ist das Vorgehen bei Verdacht auf einen Fremdkörper im Augapfel?**
  - Genaue Suche nach Perforationsstellen
  - Blick auf den Augenhintergrund mit erweiterter Pupille (manchmal kann der Augenarzt den Fremdkörper im Auge sehen)
  - Röntgenuntersuchung (Metall ist erkennbar)
  - Tetanusimpfung (falls kein Impfschutz besteht)
  - Gabe eines Antibiotikums zur Entzündungsvorbeugung

3.4   Das »blaue Auge« – wo lauert die Gefahr?

Das »blaue Auge« – was verletzt sein kann

Starke Prellungen der Augenhöhle (Faustschlag, Tennisball) können zu knöchernen Verletzungen (Frakturen) führen. Mögliche Folgen:
- Verletzung im Bereich der vorderen Augenabschnitte
- Verletzung an der Netzhaut
- Aufplatzen des Augapfels (Bulbusruptur)
- Bruch des Bodens der Augenhöhle (Orbitabodenfraktur)
- Einbruch der Augenhöhle zur Nase hin (mediale Orbitawandfraktur)
- Defekt im Dach der Augenhöhle (selten)
- Gesichtsknochenbruch (Jochbeinfraktur)
- die besondere Gefahr: Schädelbasisbruch

Tipp

Soforthilfe: Kühlen ist die wichtigste Maßnahme!

- **Wie erkennt der Arzt eine knöcherne Verletzung der Augenhöhle?**

Typische Zeichen, die auf einen Bruch hinweisen, sind: Stufenbildung beim Abtasten der Augenhöhle, herabgesetzte Hautempfindlichkeit, Doppelbilder durch eingeklemmte Augenmuskeln und ein bei der Inspektion ungewöhnlich zurückliegendes oder herausragendes Auge. Röntgenaufnahmen und zusätzliche bildgebende Verfahren (Computertomografie) schaffen Klarheit über das Ausmaß der Verletzung. In jedem Fall muss eine Verletzung des Augapfels (Bulbusruptur) ausgeschlossen werden.

Praktisches: Wie gebe ich Augentropfen richtig?

Zur Gabe von Augentropfen sollte man – möglichst vor einem Spiegel – das Unterlid herunterziehen und einen Tropfen in den äußeren Lidwinkel fallen lassen. Man sollte dabei darauf achten, dass man mit der Tropfflasche das Auge nicht berührt. Verunreinigungen werden so vermieden.

Möchte man das Verbleiben des Tropfens im Auge verlängern und seine Wirksamkeit erhöhen, so kann man nach der Gabe der Augentropfen kurz das Tränenpünktchen im inneren Augenwinkel zuhalten und den Abfluss so hinauszögern.

- **Welche Augenverletzungen können die Folge sein und wie wird behandelt?**

Im Bereich der vorderen Augenabschnitte kann es zur Einblutung in die Bindehaut und die Vorderkammer sowie zu Rissen in der Regenbogenhaut kommen. Die Augenlinse kann sich verlagern (Luxation). An der Netzhaut können Schwellung (Ödem) und Risse die Folge sein. Es kann zu Einblutungen in den Glaskörper, Schäden am Sehnerv und zum Einriss des Augapfels (Bulbusruptur) kommen.

Bei schweren Prellungen erfolgt zunächst eine Ruhigstellung der Augen (Bettruhe, Lochbrille). Entzündungshemmende Medikamente (Antibiotika) kommen zum Einsatz. Regelmäßig wird der Augendruck kontrolliert. Ist er erhöht, senken ihn drucksenkende Augentropfen (▶ Wie gebe ich Augentropfen richtig?) oder Tabletten. Eine Netzhautablösung oder ein Riss im Augapfel machen eine rasche Operation erforderlich. Die Prognose für das Sehen ist abhängig vom Schweregrad der Verletzung. Manchmal geht es nur noch darum, das Auge zu erhalten.

- **Was ist ein Uhrglasverband?**

Massive Augenverletzungen, die einen vollständigen Lidschluss unmöglich machen, erfordern den Uhrglasverband. Er besteht aus einem Pflaster und einer Kunststoffkammer (in Uhrglasform), die das Auge vor dem Austrocknen schützt. Solche Verbände sind auch bei unvollständigem Lidschluss nach Gesichtslähmung (Fazialisparese) hilfreich.

Der Uhrglasverband – hilfreich bei Gesichtslähmung

- **Welche Ursache kann es haben, wenn man das Auge nach einer Verletzung nicht mehr öffnen kann?**

Verletzungen im Bereich der Lidhebermuskeln können die Ursache für das erschwerte Anheben des betroffenen Oberlides (Ptosis) sein. Häufig ist dies aber auch nur mechanische Folge einer Schwellung oder Blutung am Oberlid und bildet sich wieder zurück.

Plötzliche Sehverschlechterung

Gelber Fleck und Sehnervkopf sind entscheidend für das Sehen

Makula (Netzhautmitte, gelber Fleck) und Sehnervkopf (Papille) sind entscheidend für das Sehen, die hohe Dichte an Sinneszellen in der Makula ermöglicht das scharfe Sehen. Der Sehnerv leitet alle Sehinformationen aus dem Auge zum Gehirn weiter. Dort werden sie dann zu Bildern weiterverarbeitet. Durchblutungsstörungen im Bereich von Makula oder Sehnerv, eine Abhebung der Makula (Netzhautablösung) und plötzlich auftretende Trübungen von Glaskörper oder Hornhaut können Ursachen für die akute Sehverschlechterung sein (◘ Abb. 4.1).

4.1   Glaukomanfall – schnelles Handeln rettet das Augenlicht

▪ **Woran erkennt man einen Glaukomanfall, und warum verschlechtert sich das Sehen plötzlich?**

Die Ursache für den Glaukomanfall: Das Kammerwasser kann nicht mehr abfließen

Beim Glaukomanfall kommt es durch den Verschluss des Kammerwasserabflusses zu einem massiven Augendruckanstieg auf Extremwerte um 60 mmHg (normal: 14–21 mmHg). Diese hohen Augendruckwerte führen zu einer ausgeprägten Hornhautschwellung, der Durchblick geht verloren, man sieht plötzlich schlechter. Das betroffene Auge ist stark gerötet und schmerzt meist stark. Übelkeit, Erbrechen und Kopfschmerzen sind weitere Symptome. Wird der Augendruck nicht schnell gesenkt, führen massive Veränderungen am Sehnerv zur Erblindung. Zusätzlich können sich Gefäße verschließen.

▪ **Wie kommt es zu einem Glaukomanfall?**

Das Auge ist ein Fließkreislaufsystem (▶ Abb. 2.2). Die »Quelle« nennt man Ziliarkörper, hier wird ständig neues Kammerwasser gebildet. Das Trabekelwerk im Kammerwinkel ist der Hauptabfluss. Veränderungen im Kammerwinkel können einen guten Abfluss behindern, sodass der Augendruck steigt. Beim Glaukomanfall kommt es zum vollständigen Verschluss. Hauptursache ist ein angeborener enger Kammerwinkel. Durch die Verdickung der Regenbogenhaut (Iris) bei weiter Pupille, die Zunahme der Linsendicke beim grauen Star oder durch Verklebungen kann es zu einem Totalverschluss, dem Winkelblock, kommen.

Klassische Situationen für eine weite Pupille sind vorausgegangene Augenarztbesuche (medikamentöse Pupillenweitstellung), Angstzustände und Dämmerungssehen. Sie können bei entsprechend engem Kammerwinkel einen Winkelblock auslösen. Natürlich ist in diesem Fall auch das Partnerauge gefährdet.

Verklebungen im Kammerwinkel entstehen durch entzündlich verändertes Kammerwasser. Auch Operationen und Unfälle kommen als Ursache für Veränderungen im Kammerwinkel infrage.

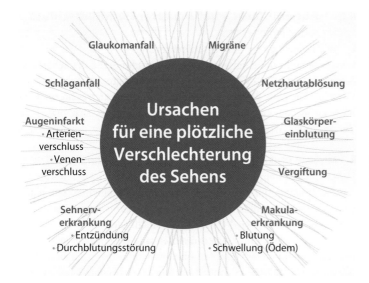

Abb. 4.1 Mögliche Ursachen für eine plötzliche Sehverschlechterung

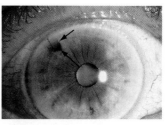

Abb. 4.2 Operativ angelegtes zusätzliches Loch in der Regenbogenhaut bei engem Kammerwinkel zur Vermeidung eines Glaukomanfalls

---

■ **Was muss man zur Soforthilfe tun, wie wird behandelt?**

Schon beim Verdacht auf einen Winkelblock sollte man so schnell wie möglich die nächste Augenklinik aufsuchen. Dies ist keine Erkrankung, deren Behandlung bis zum nächsten Tag Zeit hat, da der Augendruck möglichst rasch gesenkt werden muss, um eine Erblindung zu verhindern.

Behandlungsziel ist die schnelle Augendrucksenkung. Drucksenkende Augentropfen, Tabletten und Infusionen kommen zum Einsatz. Operativ wird ein Loch in die Regenbogenhaut geschnitten und so ein zusätzlicher Abfluss für das Kammerwasser geschaffen (■ Abb. 4.2). Da unsere Augen »Zwillinge« sind, muss diese Operation zur Vorbeugung meist auch am Partnerauge durchgeführt werden. Bei heller Iris und klarer Hornhaut ist dieser Eingriff auch mit dem Laser möglich.

Notfall Glaukomanfall – sofort in die nächste Augenklinik!

■ **Wie kann der Augenarzt vorbeugen, was sieht er im Kammerwinkel?**

Im Rahmen der empfohlenen jährlichen Vorsorgeuntersuchungen kann der Augenarzt erkennen, ob eine Veranlagung für eine solche bedrohliche Situation vorliegt. Mithilfe eines Kontaktglases, welches auf das Auge aufgesetzt wird, ist die genaue Inspektion des Kammerwinkels (Gonioskopie) möglich.

Ein weiter Kammerwinkel erlaubt den Blick auf die sogenannte Schwalbe-Linie, das Trabekelwerk, den Skleralsporn und den Ziliarkörper. Ist nur die Schwalbe-Linie sichtbar, so handelt es sich um einen sehr engen Kammerwinkel: Es besteht ein Verschlussrisiko. Bei einem Winkelblock ist keine dieser Strukturen erkennbar. Manchmal bleibt ein Winkelblock auch unentdeckt, wenn sich der Kammerwinkel spontan wieder öffnet.

Inspektion des Kammerwinkels

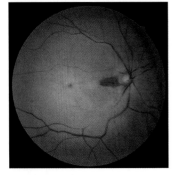

◘ Abb. 4.3 Verschluss der Zentral-
arterie. Die Netzhaut wird nicht mehr
durchblutet und ist daher hell und
geschwollen

**Risikofaktoren:
Zuckerkrankheit und
Bluthochdruck**

**Ursachen für einen Arterien-
verschluss sind Herzrhythmusstörungen, Entzündungen und
Verengungen**

**Soforthilfe: Massage des
Augapfels**

4.2   Augeninfarkt – gefürchteter Gefäßverschluss

■ **Wie kommt es zur Sehverschlechterung?**

Unsere Sehschärfe hängt entscheidend von der Stelle des schärfsten
Sehens (Makula) ab. Gefäßverschlüsse in diesem Bereich sind die
Ursache für eine plötzliche, schmerzlose Sehverschlechterung. Je
nach Größe des betroffenen Blutgefäßes handelt es sich um einen
Zentral- oder Astverschluss.

■ **Mit dem Risiko leben – welche Risikofaktoren kennen wir?**

Unser Gefäßsystem enthält Arterien und Venen. Arterien führen das
sauerstoffreiche Blut vom Herzen weg zu den Organen. Venen leiten
das »verbrauchte« Blut zum Herzen zurück. Von dort wird es zur
Lunge gepumpt und wieder mit Sauerstoff aufgeladen.

Bluthochdruck und Zuckerkrankheit sind die entscheidenden Risikofaktoren für Gefäßverschlüsse im gesamten Körper. Nicht nur der
Augeninfarkt (◘ Abb. 4.3), auch Herzinfarkt und Schlaganfall können
die Folge sein. Nikotin und hormonelle Verhütungsmittel (Pille) ver-
stärken diese krank machende Gefäßwirkung.

Der Augenhintergrund ist die einzige Stelle des menschlichen
Körpers, an der man die Blutgefäße perfekt und ungehindert sehen
und beurteilen kann. Das Gefäßbild erlaubt eine genaue Risikoein-
schätzung. Die Behandlung und Vermeidung von Risikofaktoren ist
wichtig – nicht nur fürs scharfe Sehen.

■ **Wie kommt es zum Arterienverschluss, und was sind die
Folgen?**

Kleine Blutklumpen, die durch Herzrhythmusstörungen, Entzündungen oder Verengungen im Blutgefäßsystem entstehen, werden ange-
schwemmt und führen an anderer Stelle zum Verschluss einer Arterie.
Man spricht von einer Embolie.

Durch einen Arterienverschluss wird die Zufuhr von sauerstoff-
reichem Blut unterbrochen. Es kommt zu einer grau-weißlichen
Schwellung der Netzhaut und nach 90 min zu einer bleibenden Schädigung.

■ **Was ist zu tun?**

Eine Massage des Augapfels kann auch vom Laien als Sofortmaßnah-
me versucht werden. Hierbei drückt man im Liegen bei geschlosse-
nem Auge mit Blick nach unten den Augapfel langsam in die Augenhöhle, hält den Druck für etwa 5 s, um dann plötzlich loszulassen.
Wenn man Glück hat, löst sich der Gefäßverschluss auf. Diese Massage sollte aber nicht länger als 10 min lang durchgeführt werden.

In der Augenklinik ist eine schnelle Augendrucksenkung zur
Durchblutungsförderung die 1. Behandlungsmaßnahme. Blutverdünnende Medikamente zur Auflösung des Verschlusses werden ebenfalls
eingesetzt, bleiben jedoch meist erfolglos.

Den wichtigsten Stellenwert haben die Ultraschalluntersuchung des Herzens (Echokardiografie), der Halsgefäße (Carotis-Doppler-Sonografie) und die Überprüfung der Blutgerinnung. Hierdurch können zwar bereits eingetretene Schäden nicht beseitigt werden; man kann aber mögliche Risiken für weitere Gefäßverschlüsse erkennen und durch gezielte Behandlung verringern.

Patienten mit Herzrhythmusstörungen erhalten zur Vorbeugung gegen Blutklumpenbildung blutverdünnende Medikamente (Aspirin, Marcumar). Höhergradige Verengungen im Bereich der Halsschlagader (Carotisstenose) können vom Gefäßchirurgen beseitigt werden, ein Schlaganfall (Apoplex) wird so verhindert.

- **Welche Rolle spielt eine vorübergehende Erblindung (Amaurosis fugax)?**

Diese schmerzlose, meist nur wenige Minuten andauernde Erblindung ist Folge eines kurzfristigen Verschlusses, der sich spontan wieder auflöst. Die Netzhaut kann sich wieder erholen. Diese Beschwerden können Vorbote von Augeninfarkt, Schlaganfall oder Herzinfarkt sein. Eine gründliche Diagnostik (Blutgerinnung, Herzuntersuchung, Ultraschall der Halsschlagadern) zum Ausschluss möglicher Risikofaktoren ist auch hier unbedingt erforderlich.

Warnsignal: Vorübergehende Erblindung (Amaurosis fugax)

- **Wie entstehen Venenverschlüsse, und welche Folgen haben sie?**

Blutklumpen, die am Ort ihrer Entstehung zum Gefäßverschluss führen, nennt man Thromben. Gefäßwandveränderungen durch Bluthochdruck und Diabetes sind auch hier die Hauptursache. Aber auch schlechte Blutflusseigenschaften (»zu dickes Blut«) oder ein zu hoher Augendruck (z. B. beim Glaukomanfall) können Auslöser von Venenverschlüssen sein.

Durch den Verschluss wird das sauerstoffarme Blut gestaut. Prall gefüllte Adern, streifige Blutungen und die Schwellung von Netzhautmitte (Makula) und Sehnerv sind die Folge (◘ Abb. 4.4).

- **Welche anderen Ursachen kann eine Makulaschwellung (Ödem) haben?**

Die altersbezogene Makuladegeneration (AMD) kann ebenfalls zur plötzlichen Schwellung der Netzhautmitte (Makula) führen. Nach Operation des grauen Stars (Katarakt) kann die Makula sogar noch nach 10 Wochen mit einer Schwellung auf die OP reagieren. Zum Glück kommt es hierbei in 95 % der Fälle zu einer spontanen Rückbildung ohne bleibende Sehverschlechterung. Ähnlich ist der Verlauf bei der Makulaschwellung durch Stress (Chorioretinopathia centralis serosa). Sie trifft meist junge Männer und führt in beruflichen Stresssituationen zu einer Sehverschlechterung. Die Betroffenen werden somit von den Augen zu einer Pause gezwungen.

Die plötzliche Schwellung der Netzhautmitte (Makulaödem)

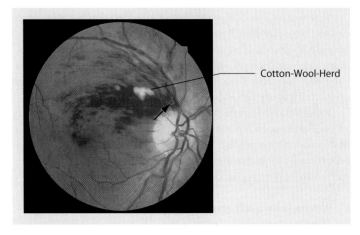

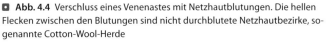

◘ Abb. 4.4 Verschluss eines Venenastes mit Netzhautblutungen. Die hellen Flecken zwischen den Blutungen sind nicht durchblutete Netzhautbezirke, sogenannte Cotton-Wool-Herde

■ **Welche Komplikationen können durch Gefäßverschlüsse entstehen?**

Bleibt eine einseitige Sehverschlechterung unbemerkt und liegt zum Beispiel ein Venenverschluss vor, so entsteht eine Minderdurchblutung (Ischämie) in Teilen der Netzhaut. Mögliche Folge: krankhafte Gefäßneubildungen an Netzhaut und Regenbogenhaut (Iris). Wird der Kammerwasserabfluss durch solche Irisgefäße behindert, entsteht eine Augendruckerhöhung.

Ursachen für eine plötzliche Sehverschlechterung ist meist ein Gefäßverschluss der Netzhautmitte (Makula). Es kann sowohl eine Netzhautarterie als auch eine Netzhautvene betroffen sein. Beim Arterienverschluss kommt es zu einer mangelnden Durchblutung der Netzhaut in den betroffenen Bezirken. Die Folge ist eine Netzhautschwellung (Ödem). Beim Verschluss einer Vene kann das Blut nicht mehr abfließen. Es kommt zu einem Rückstau ins umliegende Gewebe. Blutungen in die Netzhaut entstehen. Gefäßverschlüsse von Gefäßen der Randbereiche bleiben häufig unbemerkt oder sind Zufallsbefunde bei einer Routinekontrolle.

■ **Wie behandelt man Gefäßverschlüsse?**

Bei mangelnder Durchblutung sollte die Netzhaut vorbeugend gelasert werden

Die Ursache muss zunächst in Zusammenarbeit mit Hausärzten, Internisten und Kardiologen behandelt werden.

Bei Venenverschlüssen kann der Augenarzt anhand einer Fotoserie vom Augenhintergrund feststellen, ob es sich um eine mangelnde Durchblutung (Ischämie) handelt. In diesem Fall muss man die Netzhaut vorbeugend lasern, um krankhafte Gefäßneubildungen, die zu Blutungen führen würden, zu vermeiden.

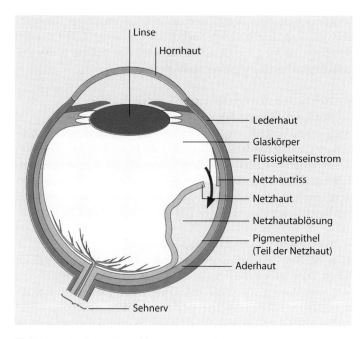

Abb. 4.5 Bei der Netzhautablösung trennt sich die Netzhaut vom Pigmentepithel. Durch ein Netzhautloch kann Flüssigkeit zwischen Netzhaut und Pigmentepithel fließen, es kommt zur Netzhautablösung

4.3 Netzhautablösung – dunkler Schatten

- »Plötzlich ist ein dunkler Schatten aufgetaucht« – wie kommt es zu diesen Beschwerden, was ist die Ursache?

Netzhautlöcher oder -risse können zur Ablösung der Netzhaut von ihrer Unterlage, dem retinalen Pigmentepithel, führen (Abb. 4.5). Die Netzhaut liegt diesem nur wie eine Tapete an. Kommt es durch einen Netzhautriss zum Flüssigkeitsstrom unter die Netzhaut, so entsteht eine Abhebung. Schreitet dieser Prozess weiter fort, so kann sich auch die Netzhautmitte (Makula) abheben. Eine erhebliche plötzliche Sehverschlechterung ist die Folge.

Risikofaktoren für eine Netzhautablösung sind:

- Kurzsichtigkeit (Myopie)
- vorangegangene Netzhautablösung am Partnerauge (20 %)
- Fälle von Netzhautablösung in der Familie
- degenerative Netzhautveränderungen (dünne Stellen)
- Netzhautrisse

Risikofaktoren für eine Netzhautablösung

Degenerative Netzhautveränderungen wurden nach ihrem Aussehen benannt: Man findet Schneckenspuren, Gitterlinien und Rundlöcher. Kommen Zugkräfte auf den Glaskörper hinzu, kann es zu Netzhautrissen und zur Ablösung kommen. Durch eine Laserbehandlung kann man verdächtige Netzhautveränderungen umstellen und so in den meisten Fällen eine Netzhautablösung verhindern.

Hauptsymptome dieser Zugkräfte und Vorboten einer Netzhautablösung sind Lichtblitze, Rußflocken und schwarze Mücken. Ein sich senkender Vorhang und Gesichtsfeldausfälle sind typische Symptome einer bereits bestehenden Netzhautablösung.

- **Welche anderen Erkrankungen können zu einer Netzhautablösung führen?**

Ausgeprägte Veränderungen im Rahmen einer Zuckerkrankheit können zu Gefäßneubildungen, Glaskörpersträngen und zur Netzhautablösung führen. Auch die Frühgeborenennetzhaut und Venenverschlüsse führen über den gleichen Mechanismus zur Ablösung. Verletzungsfolgen und Tumorbildung können ebenfalls eine Abhebung der Netzhaut verursachen.

- **Was ist entscheidend für die Sehschärfe?**

90 % der Netzhautablösungen werden heute auch Dank der gründlichen Vorsorgeuntersuchungen erfolgreich vermieden. Verschleppte Netzhautablösungen sind die Ausnahme, können aber zu Komplikationen mit Membranbildungen und einer bleibenden Sehverschlechterung führen. Entscheidend für die Sehschärfe nach der Operation ist auch hier die Netzhautmitte. Ist die Makula zu lange von ihrer Versorgungsschicht, dem Pigmentepithel, abgehoben, erholt sich die Netzhaut nicht mehr vollständig. Die Sehverschlechterung bleibt bestehen.

4.4   Glaskörpereinblutung – wenn die Netzhaut blutet

Neben dem Bluthochdruck ist die Zuckerkrankheit (Diabetes mellitus) eine weitere Hauptursache für eine plötzliche Sehverschlechterung. Dabei kommt es ebenfalls zu Gefäßveränderungen. Kleine Aussackungen, Punktblutungen und Fettablagerungen an Netzhautgefäßen sind hier typisch. Im schlimmsten Fall führen unkontrollierte Gefäßneubildungen zur Blutung in Vorderkammer und Glaskörperraum (◘ Abb. 4.6) und somit auch zur plötzlichen Sehverschlechterung.

Gefäßveränderungen bei Zuckerkrankheit können zur Blutung in den Glaskörperraum führen

Ist solch eine Blutung erst einmal entstanden, so kann der Augenarzt die Netzhaut mit dem Augenspiegel nicht mehr beurteilen, da das Blut den Durchblick verhindert (der Patient kann nicht raus- und der Augenarzt kann nicht reingucken). Die Ultraschalluntersuchung ist die Rettung. Sie ermöglicht eine Aussage, ob die Netzhaut hinter der Blutung anliegt. Bei anliegender Netzhaut ist Abwarten erlaubt. Hat man Glück, so löst sich die Blutung langsam auf, und man kann lasern (► Geschichtliches: Prof. Dr. Gerd Meyer-Schwickerath – der Erfinder der Lichtkoagulation). Im anderen Fall ist eine operative Entfernung des Glaskörpers (Vitrektomie) mit Laserbehandlung notwendig. Mögliche Komplikation kann ein Augendruckanstieg durch Gefäßneubil-

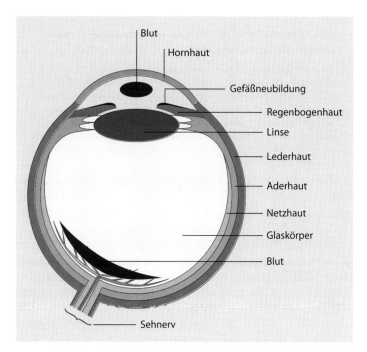

Abb. 4.6 Gefäßneubildungen mit Vorderkammer- und Glaskörpereinblutung

dungen an der Regenbogenhaut sein. Der Augendruck muss regelmäßig kontrolliert werden.

- **Was wird bei einer Glaskörperentfernung (Vitrektomie) genau gemacht?**

Bei der Vitrektomie wird der Glaskörper, der das Auge wie ein Gel ausfüllt, herausgeschnitten, bestehende Gewebestränge werden entfernt und das Auge wird meist mit Silikonöl oder Gas aufgefüllt um eine Netzhautablösung zu vermeiden. Zusätzlich wird die Netzhaut gelasert, um Gefäßneubildungen zu verhindern.

4.5   Diagnose: Sehnerventzündung

Bei der Sehnerventzündung kann der vordere oder der hintere Anteil des Sehnervs betroffen sein. Bei der vorderen Sehnerventzündung (Papillitis) ist der Sehnerv geschwollen, weiß-gelblich verfärbt und unscharf begrenzt. Bei ungünstigem Verlauf kommt es durch Schwund (Atrophie) des Sehnervs zur Erblindung.

Ursachen für die vordere Sehnerventzündung können multiple Sklerose oder Infekte der oberen Luftwege (besonders bei Kindern) sein. Zur Diagnostik sollte daher immer auch eine Untersuchung beim Internisten, Neurologen und HNO-Arzt erfolgen. Mit der Kern-

Sehnerventzündung: Internist, Neurologe, HNO-Arzt und Augenarzt sollten zusammenarbeiten

4

> **Geschichtliches: Prof. Dr. Gerd Meyer-Schwickerath – der Erfinder der Lichtkoagulation**
>
> Die Lichtkoagulation wurde in den 1950er-Jahren durch Prof. Dr. Gerd Meyer Schwickerath an der Universitätsklinik Bonn erfunden und in Essen weiterentwickelt. Auch heute noch wird nach seinem Prinzip behandelt. Glaskörpereinblutungen kann vorgebeugt werden, indem man die Netzhaut lasert, Netzhautnarben produziert und so den Sauerstoffbedarf der Netzhaut senkt. Der so reduzierte Sauerstoffbedarf verhindert die Entstehung von krankhaften Gefäßneubildungen und Glaskörpereinblutungen.

spintomografie (MRT) lassen sich mögliche Entzündungsherde, die bei der multiplen Sklerose vorkommen, entdecken.

Die hintere Sehnerventzündung tritt meist einseitig auf und zeigt bei der Untersuchung keinen Befund. Der Patient sieht auf dem betroffenen Auge schlecht, aber der Augenarzt findet keine erkennbare Ursache. Typische zusätzliche Beschwerden sind ein Druckgefühl und Schmerzen bei Augenbewegungen.

■ **Welche Ursachen kommen infrage?**

Die multiple Sklerose (MS) ist eine schleichende, entzündliche Erkrankung des Nervensystems. Es kommt zu Entmarkungsherden in Gehirn und Rückenmark. Die Folgen: Schwäche und Taubheitsgefühl in den Beinen sowie Sehstörungen. 30 % der Betroffenen bekommen im Verlauf dieser Erkrankung eine Sehnerventzündung. Auch Doppelbilder durch Störungen der Augenbeweglichkeit kommen vor.

Bei Kindern sind virale Erkrankungen der oberen Luftwege häufige Ursache. Eine Untersuchung beim HNO-Arzt sollte immer erfolgen.

Auch Vergiftungsschäden durch Tabak und Alkohol sind als Ursache möglich. Hier treten die Sehstörungen jedoch meist beidseitig auf. Eine Entzündung nach Zeckenbiss (Borreliose) oder Infektionen wie Tuberkulose und Syphilis sind möglich, heute aber selten. Sicherheitshalber sollte man diese aber durch eine Labordiagnostik ausschließen.

■ **Was ist die Riesenzellentzündung (Hortonsche Erkrankung), welche Beschwerden treten auf, und wie gefährlich ist diese Erkrankung?**

Hortonsche Erkrankung: Schläfenkopfschmerz, Kauschmerz, Gewichtsverlust, Sehverschlechterung

Schläfenkopfschmerz, Kauschmerzen, Leistungsschwäche, Fieber, Gewichtsverlust und plötzliche massive Sehverschlechterung auf zunächst einem Auge sind die klassischen Beschwerden, die diese tückische Erkrankung hervorruft. Es handelt sich um eine Entzündung der Blutgefäße im gesamten Körper. Behandelt man zu spät, so kann es innerhalb weniger Stunden zur Erblindung beider Augen kommen.

- **Welche genaue Ursache hat diese Form der Erblindung?**

Durch die Entzündung der Blutgefäße kommt es zu Wandverän-
derungen in den Schlagadern des Sehnervs. Mögliche Folgen: eine
plötzliche, drastische Durchblutungsstörung und eine bleibende Sehnervschädigung. Gesichtsfeldausfälle, meist der unteren Hälfte, sind
typisch.

- **Welche Behandlung hilft?**

Eine hochdosierte Kortisonbehandlung ist das Mittel der Wahl. Pa-
rallel sollte man jedoch die infektiösen Formen der Sehnerventzündung durch Blutuntersuchungen ausschließen. Schon beim Verdacht
auf diese Erkrankung wird mit Kortison behandelt. Dies geschieht
nicht, um die Sehschärfe am erkrankten Auge zu verbessern, sondern
um das Partnerauge zu retten. Ohne Behandlung erkrankt es in 40 %
der Fälle. Eine genaue Diagnostik muss sich natürlich anschließen.
Hierbei sind die Untersuchung der Blutsenkungsgeschwindigkeit und
eine feingewebliche Untersuchung der Schläfenarterie (Temporalis-
biopsie) entscheidend.

**Die Kortisonbehandlung
rettet das Partnerauge**

Allmähliche Sehverschlechterung

Optisches System: das Auge

Betrachtet man das Auge als optisches System, vergleichbar mit einem Fotoapparat, so können Störungen sowohl im optischen Bereich von Hornhaut oder Linse als auch am »Film«, der Netzhaut, zu einer allmählichen Sehverschlechterung führen (◘ Abb. 5.1). Manchmal wird sie aber auch einfach nur durch das Fehlen der richtigen Brille verursacht.

5.1   Tipps zur Brille – was sollte man beachten?

■ **Was ist die Sehschärfe?**

Die Sehschärfenprüfung erfolgt mit Sehzeichen im 5-m-Abstand

Die Sehschärfe gibt an, wie gut ein Auge 2 nebeneinanderliegende Bildpunkte voneinander getrennt wahrnehmen kann. Bei der Sehschärfenprüfung (Visus) werden im 5-m-Abstand Sehzeichen angeboten. Durch das Vorhalten korrigierender Gläser (Minus-, Plus- oder Zylindergläser) kann die bestmögliche Korrektur ermittelt werden. Je kleiner die erkannten Zeichen sind, desto besser ist das Sehen. Die volle Sehschärfe gibt man mit 1,0 an. In Einzelfällen können aber sogar Höchstwerte von 1,25 und 1,6 erreicht werden.

■ **Wovon hängt die Sehschärfe ab?**

In der Netzhautmitte (Makula) ist die Zahl der für das Sehen entscheidenden Sehzellen am größten

Im Zentrum unserer Netzhaut liegt die Makula (gelber Fleck). Hier ist die Zahl der für das Sehen entscheidenden Sinneszellen, der Zapfen, am größten. Je mehr Zapfen in der Makula vorhanden sind, desto schärfer ist das Sehen. Netzhautrandbereiche enthalten weniger Zapfen, die Sehschärfe ist dort deutlich geringer.

Eine weitere wichtige Voraussetzung für gutes Sehen ist das richtige Verhältnis von Augenachslänge zur Brechkraft von Linse und Hornhaut. Ist es ausgewogen, so ist das Auge normalsichtig; die einfallenden Lichtstrahlen fallen genau auf einen Punkt der Netzhaut.

■ **Mögliche Ursache für eine Sehverschlechterung ist die Fehlsichtigkeit. Welche Formen von Fehlsichtigkeit gibt es?**

Formen von Fehlsichtigkeit: Kurzsichtigkeit, Weitsichtigkeit, Stabsichtigkeit

Bei der Fehlsichtigkeit herrscht ein Missverhältnis zwischen brechenden Medien und Achslänge. Die Bündelung der Lichtstrahlen fällt entweder auf einen Punkt vor der Netzhaut (Kurzsichtigkeit), hinter der Netzhaut (Weitsichtigkeit), oder es entsteht auf der Netzhaut statt eines scharfen Punktes eine Linie (Stabsichtigkeit). Ausgleichen kann man dies durch die passende Brille. Durch sie werden die einfallenden Lichtstrahlen in einem Netzhautpunkt gebündelt.

Kurzsichtigkeit wird mit Minusgläsern, Weitsichtigkeit mit Plusgläsern (Sammellinsen) ausgeglichen. Die Brechkraft wird in Dioptrie (Maßeinheit: dpt) angegeben. Bei der Korrektur der Stabsichtigkeit (Astigmatismus) kommen Zylindergläser zum Einsatz, die durch Achsausgleich die Linie zu einem scharfen Punkt vereinigen. Die Achslage wird in Grad angegeben.

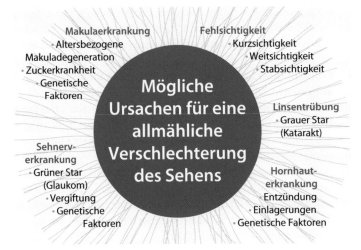

Makulaerkrankung

· Altersbezogene
Makuladegeneration

· Zuckerkrankheit

· Genetische
Faktoren

Fehlsichtigkeit

· Kurzsichtigkeit

· Weitsichtigkeit

· Stabsichtigkeit

Mögliche Ursachen für eine allmähliche Verschlechterung des Sehens

Linsentrübung

· Grauer Star (Katarakt)

Sehnerv-
erkrankung

· Grüner Star (Glaukom)

· Vergiftung

· Genetische Faktoren

Hornhaut-
erkrankung

· Entzündung

· Einlagerungen

· Genetische Faktoren

Abb. 5.1 Mögliche Ursachen für eine allmähliche Sehverschlechterung

- **Ab der Mitte des Lebens muss man Zeitung und Buch beim Lesen weiter weg halten. Woran liegt das?**

Um überleben zu können, müssen wir sowohl in der Ferne als auch in der Nähe scharf sehen. Das erfordert Muskelspiel. Durch den Ziliarmuskel wird die Augenlinse mal kugeliger, mal flacher, je nach Bedarf. Man nennt dies Naheinstellung (Akkommodation). Im Laufe unseres Lebens verlieren wir an jedem Tag ein wenig von dieser Fähigkeit. In der Mitte unseres Lebens reicht unsere Naheinstellung dann fürs Lesen nicht mehr aus. Wir benötigen die Lesebrille.

Kurzsichtige können einfach ihre Brille beim Lesen absetzen und erreichen so den gleichen Effekt. Alle anderen können eine Lesebrille oder entsprechende Kontaktlinsen tragen.

Wir benötigen eine Lesebrille, wenn die Fähigkeit unserer Augen zur Naheinstellung abnimmt – »Augen-Gymnastik« hilft da nicht

- **Manchmal werden Augentropfen zur Brillenbestimmung eingesetzt – warum?**

Die Fähigkeit des Muskelspiels (Akkommodation) ist bei Kindern und Jugendlichen sehr groß, sie können ihre Augen extrem anstrengen. Um Fehlmessungen bei der Bestimmung von Kinderbrillen zu vermeiden, muss man den Ziliarmuskel kurzfristig lähmen (Zykloplegie). Dies kann man mit entsprechenden Augentropfen erreichen.

Atropin ist das stärkste Mittel zur Entspannung des Ziliarmuskels. Diese Augentropfen werden aus der Tollkirsche gewonnen und sind hochgiftig. Sie dürfen auf keinen Fall in Kinderhände gelangen. Ihre Wirkungsweise: Durch vorübergehende Lähmung von Pupillen- und Ziliarmuskel kommt es zur Pupillenerweiterung. Mögliche Nebenwirkungen sind Gesichtsrötung, Mundtrockenheit, Herzrasen und Verwirrtheit. Aufgrund der langen Wirkdauer von 1 Woche kommt Atropin nur bei Kindern unter 2 Jahren zum Einsatz.

Augentropfen zur Brillenbestimmung: Cyclopentolat und Atropin

Cyclopentolat wirkt ähnlich. Es hat eine Wirkdauer von 2 Tagen und wird bei älteren Kindern und Jugendlichen eingesetzt. Auch bei Erwachsenen mit ausgeprägter Akkommodation wird es verwendet.

■ **Fehlsichtigkeit kann man mit der passenden Brille ausgleichen. Die erste Brille – was muss man wissen?**

Fertigbrillen aus dem Supermarkt schaden nicht. Individuell angepasste Brillen vom Optiker können jedoch auch Seitenunterschiede und eine Hornhautverkrümmung ausgleichen

Brillentragen ist nicht mit kranken Augen gleichzusetzen. Man kann daher selbstbewusst seine Brille tragen. Im Gegenteil: Brillenträger werden häufiger untersucht, und ihre Sehleistung ist daher meist besser als die von Nichtbrillenträgern.

– Brillenneulinge sollten randlose Fassungen bevorzugen, da hier kein Rahmen stört.
– Kunststoffgläser sind leichter, weniger zerbrechlich, aber empfindlicher für Kratzer. Kinder- und Sportbrillen sollte man immer mit Kunststoffgläsern wählen.
– Lichtschutzgläser sind getönt und bei verstärkter Blendempfindlichkeit zu empfehlen. Gefährlich sind sie beim Autofahren in der Dämmerung und nachts, da sie bei schlechten Lichtverhältnissen die Sehschärfe reduzieren.
– Die Entspiegelung von Brillengläsern ist zu empfehlen, da sie störende Lichtreflexe verringert.

■ **Was ist der Unterschied zwischen Einstärken- und Mehrstärkengläsern? Welche Spezialbrillen gibt es?**

Computerarbeit führt manchmal zu einem selteneren Lidschlag. Die Folge: trockene Augen. Generell schadet Computerarbeit unseren Augen jedoch nicht

Ab Mitte 40 ermöglichen Einstärkengläser scharfes Sehen nur in einer festgelegten Entfernung. Mit der Fernbrille sieht man dann nur noch in größerer Entfernung scharf. Einstärkengläser kommen auch als Spezialbrille für die Computerarbeit, fürs Notenlesen oder als Lesebrille zum Einsatz. Sie werden für die jeweils gewünschte Entfernung genau berechnet. Ihr Träger muss sich aber entscheiden, welchem Zweck sie dienen soll. Stellt man sie fürs Computerarbeiten auf eine Entfernung von 80 cm ein, so kann man mit ihr nur in diesem Abstand scharf sehen. Für die Ferne (Autofahren) oder die Nähe (Lesen) ist sie dann ungeeignet.

Halbe Lesebrillen haben ebenfalls Einstärkengläser, ermöglichen aber den Blick in die Ferne über die Brille hinweg. Sie sind nur sinnvoll, wenn keine Fernkorrektur benötigt wird. Da ihr Träger sich aber als über 40 »outet«, sind sie zum Teil unbeliebt.

Die Gleitsichtbrille: scharfes Sehen fern und nah

Die Gleitsichtbrille löst dieses Problem. Sie ist die elegante Lösung für scharfes Sehen fern und nah, ohne dass man ihr das ansieht. Sogar mittlere Entfernungen werden scharf. Sie ist ideal zum Musizieren, Singen im Chor, die Computerarbeit und sogar für Schützen.

Bifokalbrillen und Trifokalbrillen sind eine Alternative zur Gleitsichtbrille. Sie haben deutlich sichtbare Trennlinien zwischen den verschiedenen optischen Zonen.

Die Bifokalbrille besteht aus einem Fern- und einem Nahteil. Sie kommt aber auch als Spezialbrille zum Einsatz. So kann man zum Beispiel den oberen Teil als Computerzone (scharf in 80 cm Abstand)

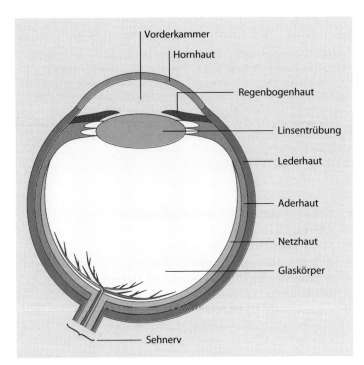

Vorderkammer

Hornhaut

Regenbogenhaut

Linsentrübung

Lederhaut

Aderhaut

Netzhaut

Glaskörper

Sehnerv

◘ Abb. 5.2 Grauer Star (Katarakt): Die Augenlinse ist getrübt, sodass das Sehen zunehmend erschwert ist

und den unteren Teil zum Lesen (Leseabstand 40 cm) nutzen. Die Ferne bleibt in diesem Fall jedoch unkorrigiert.

5.2 Katarakt – wenn der graue Star »reif« ist

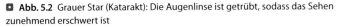

■ **Was ist ein grauer Star (Katarakt)?**
Der graue Star ist eine Trübung der Augenlinse (◘ Abb. 5.2). Je nach Lage der Trübung innerhalb der Linse beschreibt der Augenarzt eine Kern-, Rinden- oder hintere Schalentrübung. Auch punktförmige oder sogar glitzernde Veränderungen (Christbaumschmuck-Katarakt) kommen vor. Durch diese Trübungen der Augenlinse ändern sich meist zuerst die Brillenwerte, die Augen werden kurzsichtiger. Bei zunehmendem grauen Star hilft dann aber auch eine neue Brille nicht mehr. Die trübe Augenlinse muss durch eine Kunstlinse ersetzt werden – die Operation ist erforderlich.

Die Linsentrübung kann angeboren oder erworben sein. Am häufigsten entsteht sie durch den Alterungsprozess der Linse. Zur vorzeitigen Linsentrübung kann es nach Entzündungen, Unfällen, Stoffwechselstörungen und als Nebenwirkung von Medikamenten (Kortison) kommen. Angeborene Linsentrübungen können genetisch bedingt oder die Folge von Infektionen während der Schwangerschaft sein.

Der graue Star ist eine Trübung der Augenlinse

Informatives: Musiktherapie

Einen wichtigen Stellenwert in der Medizin hat die Musiktherapie. Beruhigende Musik, wie beispielsweise die Goldberg-Variationen von Johann Sebastian Bach, besänftigen das Angst- und Emotionszentrum in unserem Gehirn. Unter dem Einfluss von Musik werden Ängste abgebaut, Stress wird gemindert, Patienten fühlen sich wohler und benötigen weniger Schmerzmittel.

Bei Herzkatheteruntersuchungen, im Kreißsaal zur Geburtserleichterung, bei der Behandlung von Ohrgeräuschen (Tinnitus) und bei operativen Eingriffen in örtlicher Betäubung wird die Musiktherapie erfolgreich eingesetzt. Auch bei Augenoperationen hat sie sich sehr bewährt. Wir wählen für unsere Patienten beruhigende, klassische oder meditative Musik aus. Die mitgebrachte »Lieblingsmusik« ist hier eher ungeeignet, weil die Patienten mit ihr meist andere Emotionen verknüpfen.

■ **Welche Ursachen für eine Katarakt gibt es?**
– Alterungsprozess der Augenlinse (häufigste Form)
– Stoffwechselstörung (z. B. Zuckerkrankheit)
– Augenerkrankungen (Entzündungen)
– Augenverletzung (Unfall, Bestrahlung, Operation)
– Medikamente (Kortison)
– Entzündungen im Mutterleib (z. B. Röteln, Mumps)
– Vererbung (genetisch bedingte Linsentrübung)

Auch genetisch bedingte Erkrankungen können zur Katarakt führen. So kommt es beispielsweise beim Marfan-Syndrom zu schwachem Bindegewebe. Typisch für diese Erkrankung sind überstreckbare Gelenke, kraftlose Muskeln, Herzklappenfehler, Gefäßaussackungen (Aneurysmen) und ein lockerer Halteapparat der Augenlinse. Mögliche Folgen für die Augen: Schlottern der Augenlinse bei Kopfbewegung, grauer Star (Katarakt), Kurzsichtigkeit, grüner Star (Glaukom), Netzhautablösung.

■ **Wann ist der graue Star »reif« und muss operiert werden?**

»Faustregel«: Der graue Star kann operiert werden, wenn die Sehschärfe unter 50 % vom Normalwert gesunken ist

Bei jeder Operation muss man Risiko und Nutzen gegeneinander abwägen. Als »Faustregel« gilt: Der graue Star ist »reif« und kann operiert werden, wenn die Sehschärfe unter 50 % vom Normalwert gesunken ist. Im Einzelfall (Berufstätige, Autofahrer, Diabetiker) kann aber auch eine vorgezogene Operation sinnvoll sein. Zur Beurteilung der Netzhaut ist der gute Einblick ins Auge besonders bei Diabetikern wichtig.

■ **Was wird bei der Operation genau gemacht?**

Bei der OP wird die trübe Augenlinse entfernt und eine klare Kunstlinse eingesetzt

Zu 95 % wird dieser Eingriff heute ambulant und in örtlicher Betäubung durchgeführt. Zunächst wird die Pupille am zu operierenden Auge mit Augentropfen so weit wie möglich gestellt. Anschließend bekommt man eine örtliche Betäubung in Form einer Spritze, die neben das Auge gesetzt wird. Besonders elegant ist eine ganz kurze Narkose, durch welche die Spritze unbemerkt bleibt (▶ Informatives: Musiktherapie).

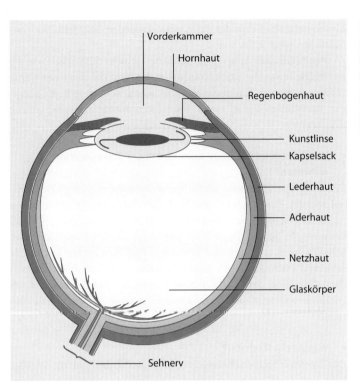

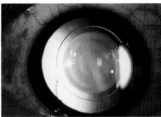

◘ **Abb. 5.4** Kunstlinse. Die trübe Augenlinse wurde entfernt. In ihre Hülle, den Kapselsack, wurde eine Kunstlinse eingesetzt

◘ **Abb. 5.3** Die Kunstlinse wird über einen kleinen Schnitt in den Kapselsack eingesetzt, vorher wird die trübe Linse entfernt

Bei der Operation wird das Auge zunächst oben mit einem kleinen Tunnelschnitt eröffnet. Anschließend wird dann die vordere Linsenkapsel vorsichtig entfernt. Die trübe Linse wird nun mit Ultraschall verflüssigt und abgesaugt. Rindenreste werden mobilisiert und ebenfalls abgesaugt. Die Linsenhülle (der Kapselsack) bleibt stehen. In sie wird nun die zunächst gefaltete Kunstlinse gesetzt (◘ Abb. 5.3). Sie spannt sich im Kapselsack aus und übernimmt die Funktion der entfernten Linse. Durch modernste Schnitttechnik und Faltlinsen entfällt eine Naht. Diese im Auge liegenden Linsen (Intraokularlinsen) halten ein Leben lang und müssen nicht ausgetauscht werden.

▪ **Welche Linsen werden als Ersatz für die entfernte Augenlinse eingesetzt?**

Man verwendet heute meist Faltlinsen aus Silikon oder Acryl. Sie haben den Vorteil, dass man sie auch bei kleinem Schnitt ins Auge schieben kann, da sie sich erst im Auge entfalten.

In jüngerer Zeit verwendet man häufiger auch Mehrstärkenlinsen (Multifokallinsen, ◘ Abb. 5.4). Diese haben ähnlich wie eine Gleitsichtbrille verschiedene optische Zonen und ermöglichen so scharfes Sehen in allen Entfernungen. Eine Lesebrille wird überflüssig. Diese

Kunstlinsen bestehen aus Silikon oder Acryl

Linsen haben bisher leider einen entscheidenden Nachteil: Das Kontrastsehen wird schlechter.

Blaufilterlinsen haben eine ähnliche Lichtdurchlässigkeit wie die natürliche Linse, die Farbenwahrnehmung wird durch sie nur wenig verändert. Sie verringern das Kontrastsehen nicht. Alle heute gängigen Kunstlinsen bieten einen besonderen Schutz gegen schädliche UV-Strahlen.

▪ **Welche Komplikationen können bei der Staroperation auftreten?**

Bei jeder Operation sind Blutung und Entzündung mögliche Komplikationen. Zusätzlich kann es nach der Operation des grauen Stars zu einem Augendruckanstieg oder zur Hornhautschwellung (Ödem) kommen. In 99,9 % dieser Fälle sind diese kleinen Komplikationen jedoch schnell vergessen. Bei 1 von 1.000 Patienten kommt es zu einer schweren Entzündung im Auge. Sie muss meist mit einer zusätzlichen Operation, der Glaskörperentfernung, behandelt werden. Auch entzündungshemmende Medikamente kommen in diesem Fall zum Einsatz.

▪ **Was ist ein Nachstar?**

Der Nachstar ist eine Trübung der hinteren Linsenkapsel

Der Nachstar (Kapselfibrose) ist eine Trübung der hinteren Linsenkapsel. Sie kann mit einem Speziallaser (YAG-Laser) wegpoliert werden, ohne dass eine erneute Operation erforderlich ist. Jeder 7. Patient mit einer Kunstlinse bekommt einen Nachstar.

▪ **Wann gibt es nach der Staroperation eine neue Brille?**

Frühestens 4–6 Wochen nach der Operation wird eine neue Brille verordnet, wenn diese dann überhaupt noch erforderlich ist – meist reicht eine Lesebrille. Sogar diese kann man heute vermeiden, indem man Speziallinsen einsetzt.

Nach der Operation nicht am Auge reiben und nichts Schweres heben

▪ **Was sollte man in den ersten 4 Wochen nach der Staroperation beachten?**

- Nicht am operierten Auge reiben
- in der 1. Woche nach der Operation nicht lesen
- 2 Wochen nach der Operation nachts die Schutzklappe aufs Auge kleben
- keine Dauerwellen und Haarfärbemittel
- Seife oder Haarshampoo sollte nicht ins Auge kommen
- nichts Schweres heben
- keine Besuche in Schwimmbad oder Sauna
- kein Sport
- den Kopf nicht längere Zeit nach unten halten
- regelmäßig die verordneten Augentropfen anwenden

5.3   Diagnose: Hornhauterkrankung

■ **Welche Ursachen können zu einer Hornhauterkrankung
führen, und was sind die Folgen?**

Die Hornhaut des Auges ist vergleichbar mit einer Fensterscheibe,
durch die wir die Welt betrachten. Trübungen im Durchblickbereich
führen zur Sehverschlechterung. Veränderungen im Randbereich
verursachen meist keine Beschwerden. Man unterscheidet zwischen
erworbenen und angeborenen Hornhauterkrankungen. Altersveränderungen, Entzündungen, Verletzungen oder Allgemeinerkrankun-
gen können ebenso zur Hornhauterkrankung führen wie genetisch
bedingte, angeborene Veränderungen.

**Trübungen im
Durchblickbereich führen
zur Sehverschlechterung**

■ **Altersveränderungen der Hornhaut – was versteht man unter
einem Arcus lipoides?**

Eine typische Altersveränderung ist der Arcus lipoides (lat.: *arcus*
»Bogen«, gr.: *lipos* »Fett«). Kommt es im Alter zu einer Hornhaut-
verdünnung im Randbereich, sind Fettablagerungen die Folge – ein
Arcus lipoides entsteht. Er kann aber bei Fettstoffwechselstörungen
auch schon in jungen Jahren auftreten. Da diese Trübung immer am
Rand liegt, kommt es hierbei nie zu einer Sehverschlechterung.

■ **Sehverschlechterung durch Trübung – was ist die
bandförmige Hornhauterkrankung?**

Zu den zentralen Hornhautveränderungen zählt die bandförmige
Hornhauterkrankung (Keratopathie). Es kommt zu Trübungen im
Bereich der Lidspalte, die meist am Rand beginnen und langsam zum
Zentrum fortschreiten. Ursache für diese Trübungen sind Kalzium-
einlagerungen nach Entzündungen, als Medikamentennebenwir-
kung, bei hohen Blutkalziumwerten oder bei zu niedrigem Augendruck nach Operationen.

Zur Behandlung wird die oberflächliche Hornhaut zunächst chemisch mit sogenannten Komplexbildnern behandelt und dann me-
chanisch abgeschabt. Das ist möglich, weil sich die Kalziumablage-
rungen nur in der oberflächlichen Hornhaut (Epithel) befinden. Man
behandelt damit aber nicht die Ursache. Häufig kommt es daher zum
Wiederauftritt der Veränderungen. Neuerdings ist auch eine Therapie
mit dem Laser möglich.

■ **Was sind Landkarten-, Honigwaben- und Ringveränderungen
– und wie entstehen Fingerabdrücke auf der Hornhaut?**

Diese Namensgebungen beschreiben genetisch bedingte Hornhautveränderungen. Treten Fingerabdrücke auf der sonst klaren Hornhaut
auf, so spricht man von der »Fingerprint-Dystrophie«. Linien, die an
den Geografieunterrrricht erinnern, beschreiben die landkartenför-
mige Dystrophie; Ringe und Honigwaben gibt es ebenfalls. Ursache
all dieser Phänomene sind Epithelveränderungen. Schaut man durch
Gitterlinien, so sind tiefere Hornhautschichten (Stroma) gitterartig

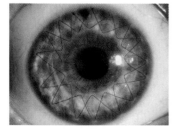

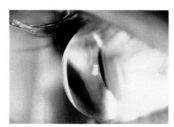

☑ **Abb. 5.5** Zustand nach Hornhautverpflanzung mit fortlaufender Horn-
hautnaht; so wird die transplantierte
Hornhaut fixiert

**Beim Keratokonus führen
Dehnungslinien und Narben
zu einer herabgesetzten
Sehschärfe**

☑ **Abb. 5.6** Keratoglobus: Die
Hornhaut ist krankhaft kugelförmig
gewölbt, und die Vorderkammer wird
dadurch sehr tief

**Makuladegeneration:
Ablagerungen und eine
verringerte Dichte der Zapfen
führen zur herabgesetzten
Sehschärfe**

verändert. Schaut die Hornhaut wie gehämmert aus (Cornea guttata),
so ist die innerste Hornhautschicht, das Endothel, verändert.

▪ **Was ist die Fuchssche Hornhauterkrankung?**
Von der Fuchsschen Erkrankung sind meist Frauen im mittleren Alter
betroffen. Hornhautschwellung (Ödem), Blasenbildung, Vernarbungen und Gefäßeinsprossungen können im Verlauf zur Sehverschlechterung führen. In diesen schweren Fällen wird eine Hornhautverpflanzung (Keratoplastik) erforderlich (☑ Abb. 5.5). Im Frühstadium
kann eine Senkung des Augendrucks die Schwellung der Hornhaut
positiv beeinflussen.

▪ **Was ist die krankhafte Hornhautwölbung (Keratokonus,
Keratoglobus)?**
Beim Keratokonus kommt es meist zeitgleich mit der Pubertät zur
Verdünnung der Hornhaut in der Mitte. Vernarbungen und unre-
gelmäßige Vorwölbungen sind die Folge. Im 4. Lebensjahrzehnt tritt
häufig ein Stillstand ein. Dehnungslinien und Narben führen zu einer
unregelmäßigen Hornhautverkrümmung, die eine genaue Abbildung
auf der Netzhaut erschwert. Eine Verbesserung der Sehschärfe mit
Kontaktlinsen kann versucht werden. Manchmal ist eine Hornhautverpflanzung notwendig.
Beim Keratoglobus tritt die Hornhautverdünnung zentral und am
Rand auf. Eine »Kugel« entsteht (☑ Abb. 5.6). Die dünne Hornhaut
kann schon bei leichten Verletzungen einreißen. Eine Keratoplastik
ist häufig die Rettung.

5.4 Makulaerkrankung – was kann man tun?

▪ **Was ist die Makula (gelber Fleck)?**
Die Makula (gelber Fleck) ist die wertvollste Stelle des Auges, nir-
gendwo sonst ist auf so kleiner Fläche eine so entscheidende Funktion konzentriert: Als gelber Fleck wird der Bereich der menschlichen
Netzhaut mit der größten Dichte von Sehzellen bezeichnet. Er liegt
in der Mitte der Netzhaut (Retina) und hat einen Durchmesser von
etwa 5 mm. Die altersabhängige Makuladegeneration ist die häufigste
Erkrankung der Netzhautmitte und oft Ursache für eine anhaltende,
schwere Sehverschlechterung.

▪ **Welche Ursache hat die allmähliche Sehverschlechterung bei
der Makuladegeneration?**
In der Netzhaut des Auges befinden sich die für das Sehen notwendi-
gen Sinneszellen (Photorezeptoren). Es gibt hier die Zapfen und die
Stäbchen. Die Dichte der Zapfen in der Netzhautmitte ist für gutes
Sehen entscheidend. Bei der trockenen Makuladegeneration kommt
es durch einen Alterungsvorgang der Netzhaut zu einer verringerten
Stoffwechselaktivität in der Netzhautmitte. Ablagerungen (Drusen,

Stimmt's? Möhren essen ist gut für die Augen

Ja, Vitamin A (Retinol) und Farb-stoffe (Lutein und Beta-Karotin) schützen die empfindlichen Zellen der Netzhaut vor schädlichen Licht-einflüssen und wirken so vorbeu-gend gegen Makuladegeneration. Vitamin A kommt nur in tierischen Nahrungsmitteln vor. Pflanzliche Farbstoffe (Beta-Karotin und Lutein) können von unserem Körper aber in Vitamin A umgewandelt werden. Die Verwertbarkeit unserer Speisen hängt entscheidend von der Zu-bereitungsart ab. Besonders gut können Säfte und kurz erhitztes (blanchiertes) Gemüse verwertet werden. Die Zugabe von Fett (Butter, Margarine oder Pflanzen-öl) steigert die Aufnahmefähigkeit zusätzlich.

Nicht nur für die Augen, son-dern für alle Organe wichtig sind Vitamin B, Vitamin C (Ascorbinsäu-re), Vitamin E, Zink und Selen. Diese Stoffe sind es, die unseren Körper vor Erkrankungen schützen. Bereits vorhandene Augenerkrankungen können durch die Ernährung zwar nicht geheilt werden, aber die rich-tige Ernährung ist sicher eine gute Gesundheitsvorsorge, nicht nur für gutes Sehen (◻ Tab. 5.1).

Die Alternative: Nahrungs-ergänzungsmittel. Sie sind speziell auf die Bedürfnisse der Makula abgestimmt und werden meist als Kapsel oder Trinkampullen angebo-ten. Zusätzlich sinnvoll ist regelmä-ßige körperliche Bewegung, soweit dies möglich ist.

◻ Abb. 5.7) und eine verringerte Anzahl von Zapfen sind die Folge – die Sehschärfe wird schlechter.

Flüssigkeitseinlagerungen sind das entscheidende Merkmal für die feuchte Form und führen durch Schwellung der Netzhautmitte zur rasanten Sehverschlechterung und zum Verzerrtsehen. Patien-ten mit der trockenen Form sollten regelmäßig aufs Amsler-Gitter (► Abb. 16.2) gucken, um einen möglichen Übergang in eine feuchte Form frühzeitig zu erkennen. Sieht man wellig, muss man möglichst rasch zur Behandlung zum Augenarzt.

■ Welche Rolle spielt die Ernährung?

Für die trockene Form der Makuladegeneration gibt es bisher noch keine Behandlung. Studien haben aber nachgewiesen, dass eine aus-gewogene, speziell auf die Bedürfnisse der Makula abgestimmte Er-nährung den Verlauf günstig beeinflussen kann. Luteinreiches Gemü-se (Spinat) und Nahrungsergänzungsmittel (spezielle Vitamine für die Augen) sind sinnvoll. Zusätzlich sollte auch eine regelmäßige kör-perliche Bewegung – soweit das möglich ist – nicht fehlen (◻ Tab. 5.1, ► Stimmt's? Möhren essen ist gut für die Augen).

■ Welche Rolle spielen durch Zuckerkrankheit bedingte Makulaveränderungen bei der allmählichen Sehverschlechterung?

Bei uns sind Makulaveränderungen durch die Zuckerkrankheit (Dia-betes mellitus) der häufigste Grund für eine Erblindung im mittleren Lebensalter (► Informatives: Blindengeld). Ursache für die Zucker-krankheit ist Insulinmangel. Das Hormon Insulin wird in der Bauch-speicheldrüse (Pankreas) gebildet und ist für die Aufnahme von Glu-kose in Muskel- und Leberzellen wichtig. Insulinmangel verursacht erhöhte Blutzuckerwerte.

Ein erhöhter Blutzuckerspiegel führt an den Blutgefäßen unserer Netzhaut zu Veränderungen und Gefäßverschlüssen. Netzhautberei-

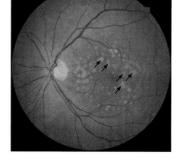

◻ Abb. 5.7 Makula mit vielen kleinen gelblichen Ablagerungen (Drusen)

Luteinreiche Ernährung ist sinnvoll

Ein erhöhter Blutzuckerspiegel führt zur Gefäßerkrankung

☐ Tab. 5.1 Welche Nahrungsmittel sind gut für die Augen, was sollte daher auf unserem Speiseplan stehen?

Vitamin A, Lutein, Beta-Karotin	Vitamin B	Vitamin C	Vitamin E	Zink	Selen
Aprikosen	Bananen	Zitrusfrüchte	Ananas	Ananas	Nüsse, v. a. Paranüsse
Karotten	Getreide	Kiwi	Pflanzenöl	Nüsse	Getreide
Spinat	Kartoffeln	Johannisbeeren	Nüsse	Weizen	Gemüse
Brokkoli	Brokkoli	Tomaten	Kürbiskerne	Erbsen	Fleisch
Paprika	Spinat	Paprika	Sonnenblumen-kerne	Milch	Leber
Rosenkohl	Grünkohl	Grünkohl	Margarine	Parmesankäse	Fisch
Mais	Eier	Brokkoli	Haferflocken	Eier	
Eigelb	Milch	Blumenkohl	Eier	Fleisch	
Kalbsleber	Käse	Zwiebeln	Butter	Sardinen	
Grünkohl	Leber	Kartoffeln	Leber	Muscheln	

che, die infolge eines Gefäßverschlusses nicht durchblutet werden, sehen aus wie kleinste Wattebällchen, man nennt sie »Cotton-Wool-Herde«. An der Makula kann es zur Schwellung (Ödem), Blutung und zu Ablagerungen kommen; man spricht von der diabetischen Makulopathie.

Diese Gefäßveränderungen entstehen dabei nicht nur an den Augen, sondern besonders auch an den Nieren, da diese beim Menschen ein ähnliches Blutgefäßsystem wie die Netzhaut der Augen haben. Nierenschäden führen zum Bluthochdruck. Patienten mit Gefäßneubildungen (Proliferationen) an der Netzhaut können nicht nur schlechter sehen, sie haben auch ein deutlich erhöhtes Risiko, an einer Herz-Kreislauf-Erkrankung zu sterben.

■ Wie wird die diabetische Makulaerkrankung behandelt?

Derzeit stehen die Laserbehandlung der Augen und die Behandlung mit Medikamenten (Lucentis), die ins Auge gespritzt werden und dort gezielt Gefäßneubildungen entgegenwirken, zur Verfügung. Die klassische Behandlung der diabetischen Makulaerkrankung erfolgt mittels Laserbehandlung. Hierbei können – je nach Befund – einzelne Laserherde gezielt gesetzt oder, bei flächiger Makulaschwellung, Laserherde gitterförmig angeordnet werden; man spricht von der »Grid-Laser-Behandlung«. Durch eine rechtzeitig durchgeführte Laserbehandlung wird die krankhafte Schwellung der Netzhaut meist zum Stillstand gebracht, ihre Durchblutung wird hierdurch jedoch nicht verbessert.

Manchmal ist auch die zentrale Sehgrube (Fovea) – die Stelle unserer Netzhaut, mit der wir am schärfsten sehen – von der Schwel-

Bei der diabetischen Makulaerkrankung kann eine Schwellung zur Sehverschlechterung führen

lung betroffen. In diesen Fällen zeigt die Laserbehandlung bislang weniger günstige Ergebnisse. Daher wird derzeit zusätzlich medikamentös, beispielsweise mit Lucentis, behandelt. Es gibt aber noch keine Langzeitergebnisse zu dieser kombinierten Therapie.

- **Wie häufig sollten Diabetiker zur Kontrolle zum Augenarzt?**

Die erste Augenuntersuchung sollte möglichst rasch nach der Diagnosestellung erfolgen. Wurden keine Augenveränderungen festgestellt, so reicht eine Kontrolle einmal pro Jahr. Zeigen sich am Augenhintergrund (Fundus) bereits krankhafte Veränderungen, so sind halbjährliche Kontrollen sinnvoll.

> Diabetiker sollten ihre Augen mindestens einmal pro Jahr untersuchen lassen

- **Was sollten schwangere Diabetikerinnen beachten?**

Durch die besondere Stoffwechselsituation während einer Schwangerschaft kommt es bei schwangeren Diabetikerinnen häufiger zu krankhaften Veränderungen an der Netzhaut. Dabei können sich bereits bestehende »Zuckerveränderungen« rasant verschlechtern. Schwangere Diabetikerinnen sollten daher engmaschig – falls erforderlich monatlich – augenärztlich kontrolliert werden. Eine Laserbehandlung ist auch während einer Schwangerschaft jederzeit möglich und sollte frühzeitig erfolgen.

> Schwangere Diabetikerinnen sollten engmaschig – falls erforderlich monatlich – kontrolliert werden

- **Was kann man zur Vorbeugung (Prävention) gegen »Zuckerveränderungen« an den Augen tun?**

Ein gut eingestellter HbA_{1c}-Wert – dieser sollte unter 7 % liegen – aber auch ein gut eingestellter Blutdruck sind die beste Vorbeugung gegen diabetische Augenerkrankungen.

> Ein HbA_{1c}-Wert unter 7 % und ein gut eingestellter Blutdruck sind die beste Vorbeugung

Beim Jugenddiabetes (Diabetes mellitus Typ I) ist die Insulinproduktion in der Bauchspeicheldrüse gestört. Die Betroffenen müssen regelmäßig Insulin spritzen. Beim Altersdiabetes (Typ II) hingegen wird durch Überernährung die Insulinproduktion in der Bauchspeicheldrüse überfordert; es wird nicht die erforderliche Insulinmenge gebildet. Diät und Gewichtsreduktion sind in diesen Fällen hilfreich.

5.5   Sehnerverkrankung – wenn der Sehnerv blasser wird

Auch Sehnervschäden können zu einer allmählichen Sehverschlechterung führen. Vor der Sehverschlechterung kommt es aber in den meisten Fällen zu Gesichtsfeldausfällen und zu Farbsehstörungen.

Die häufigsten Ursachen für Sehnervschäden mit allmählicher Sehverschlechterung sind: grüner Star (Glaukom), Schädigung durch Suchtmittel (Tabak, Alkohol) und Schäden durch Druck auf den Sehnerv, beispielsweise durch Tumorbildung. Auch genetisch bedingte Sehnerverkrankungen können der Grund sein.

Der grüne Star (Glaukom) kann zum Gesichtsfeldausfall, zur Sehverschlechterung und sogar zur Erblindung führen

Bleibt beispielsweise der grüne Star (Glaukom) unentdeckt – und unbehandelt –, so kommt es langsam fortschreitend zu Veränderungen am Sehnervkopf. Seine Mulde, man spricht von der Exkavation, vergrößert sich. Mögliche Folgen: Gesichtsfeldausfälle, allmähliche Sehverschlechterung, im schlimmsten Fall Erblindung (▸ Informatives: Blindengeld).

Ursache für diese Veränderungen kann ein erhöhter Augeninnendruck sein (Normalwert: 14–21 mmHg), aber auch bei normalen Augendruckwerten kann es zu krankhaften Veränderungen am Sehnervkopf kommen; man spricht dann vom Normaldruckglaukom.

Manche Medikamente können, auch wenn sie »nur« als Augentropfen verwendet werden, eine Augendruckerhöhung und Schäden am Sehnervkopf bewirken. Besonders kortisonhaltige Medikamente lösen diese Nebenwirkung aus, daher sind regelmäßige Augendruckkontrollen und Sehnervuntersuchungen beim Augenarzt während einer Kortisonbehandlung wichtig.

»Fliegende Mücken« – Blitze, Rußwolken, Schattensehen

- Was untersucht der Augenarzt, wenn ein Patient über »fliegende Mücken« (Mouches volantes), Blitze, Rußwolken oder Schattensehen berichtet?

Bei »fliegenden Mücken«, Blitzen, Rußwolken oder Schattensehen besteht die Gefahr der Netzhautablösung – Augenuntersuchung möglichst am gleichen Tag!

Klagt ein Patient über derartige Beschwerden, sollten die Augen bei erweiterten Pupillen (Mydriasis) untersucht werden. Dazu bekommt der Patient Augentropfen. Danach darf er ungefähr 4 h lang kein Auto steuern. Bei weiter Pupille untersucht der Augenarzt die vorderen Augenabschnitte, den Glaskörper und die Netzhaut. Besonders die Randzonen der Netzhaut werden nach Netzhautlöchern oder Rissen abgesucht. Dies geschieht mithilfe von Lupe und Lichtquelle (Ophthalmoskop). Alternativ kann auch ein Drei-Spiegel-Kontaktglas auf das Auge aufgesetzt werden, nachdem Augentropfen das Auge durch örtliche Betäubung unempfindlich gemacht haben. Diese Untersuchungsmethode liefert die optische Vergrößerung kleinster Veränderungen. Zusätzlich können durch Druck von außen auf den Augapfel sogar versteckte Netzhautlöcher enttarnt und anschließend behandelt werden.

Machen massive Trübungen oder eine Blutung in den Glaskörperraum den Blick auf die Netzhaut unmöglich, kann der Augenarzt per Ultraschalluntersuchung klären, ob die Netzhaut anliegt. Auch Tumoren, die ebenfalls diese Beschwerden auslösen können, lassen sich so erkennen.

6.1 Glaskörpertrübungen – wenn »Mücken fliegen«

- Glaskörpertrübungen stören besonders beim Blick auf eine weiße Fläche. Wie entstehen sie, und welche Ursache haben »Schneegestöber«?

Verdichtungen im Glaskörper werden von den Betroffenen als »fliegende Mücken« wahrgenommen

Unser Auge ist nicht hohl, es wird ausgefüllt von einer gelartigen Substanz, dem Glaskörper. Er besteht hauptsächlich aus Wasser; lediglich 2 % sind Kollagen und Hyaluronsäure. Der Glaskörper gibt dem Auge Stabilität, ist durchsichtig und enthält weder Blutgefäße noch Nerven.

Im Laufe des Lebens können sich kleine, harmlose Verdichtungen im Glaskörper bilden, die den Augenbewegungen folgen, sich also mitbewegen (Abb. 6.1). Ihren Schatten auf der Netzhaut nehmen die Betroffenen als »fliegende Mücken« (Mouches volantes) wahr. Diese Trübungen unterliegen der Schwerkraft, sie können absinken und sind dann, außerhalb der optischen Achse, weniger störend.

Cholesterinkristalle und chemische Kalkseifenbildung sind Verdichtungen im Glaskörper, die zu wahren »Schneegestöbern« im Auge führen. Diese massiven Trübungen, die aber die Sehschärfe nur wenig verschlechtern, nennt man Synchisis scintillans. Die einzige Behandlungsmöglichkeit ist hier die operative Glaskörperentfernung (Vitrektomie). Sie ist aber nur selten erforderlich.

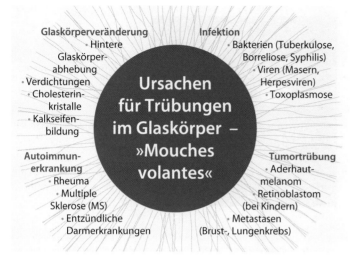

Glaskörperveränderung
- Hintere Glaskörper-abhebung
- Verdichtungen
- Cholesterin-kristalle
- Kalkseifen-bildung

Infektion
- Bakterien (Tuberkulose, Borreliose, Syphilis)
- Viren (Masern, Herpesviren)
- Toxoplasmose

Ursachen für Trübungen im Glaskörper – »Mouches volantes«

Autoimmun-erkrankung
- Rheuma
- Multiple Sklerose (MS)
- Entzündliche Darmerkrankungen

Tumortrübung
- Aderhaut-melanom
- Retinoblastom (bei Kindern)
- Metastasen (Brust-, Lungenkrebs)

◘ **Abb. 6.1** Mögliche Ursachen für Glaskörpertrübungen (Mouches volantes)

▪ **Wie hängen Aderhautentzündung und Glaskörpertrübung zusammen?**

Auch die Aderhautentzündung ist eine mögliche Ursache für völlig schmerzfreie Glaskörpertrübungen. Sie verläuft schmerzlos, da weder Aderhaut noch Glaskörper Nervenfasern enthalten. Der Glaskörper besitzt auch keine Blutgefäße; Entzündungen verlaufen hier besonders langwierig, da die körpereigene Abwehr den Glaskörper nur schwer erreicht.

Ursachen der Aderhautentzündung sind Autoimmunerkrankungen, Infektionen und Tumoren (◘ Abb. 6.1). Bei den Autoimmunerkrankungen ist Rheuma eine häufige Ursache. Infektionen können durch Bakterien, Viren oder Parasiten verursacht werden. Mögliche Ursachen: Syphilis, Tuberkulose, Masern, Herpesviren, Borreliose (durch Zeckenbiss) und Toxoplasmose (◘ Abb. 6.2). Die genaue Diagnostik (Routinelabor, Antikörperbestimmungen) ist für die Therapie entscheidend. Ein Hauttest kann eine Tuberkulose ausschließen. Auch durch Tumorbildung kann sich die Aderhaut entzünden. Hier spielen Aderhautmelanom, Retinoblastom und Tochtertumoren (Metastasen) von Lungen- oder Brustkrebs eine Rolle.

Haut und Auge haben den gleichen embryonalen Ursprung, daher können an beiden Organen ähnliche Krankheiten entstehen. Muttermale, sogenannte Nävi, können in unserer Haut und im Auge vorkommen. Selten entwickeln sich aus harmlosen Muttermalen bösartige Tumoren, beispielsweise Melanome. Vorsorgeuntersuchungen beim Hautarzt und Augenarzt helfen: Veränderungen lassen sich so rechtzeitig erkennen und behandeln. Nävi werden angeschaut, fotografiert, vermessen, kontrolliert. Verdächtige Befunde in der Haut werden operativ entfernt. Auffällige »Muttermale« im Auge werden mit der Farbstoff-Fotoserie (Fluoreszenzangiografie) untersucht.

Auch die Aderhautentzündung ist eine mögliche Ursache

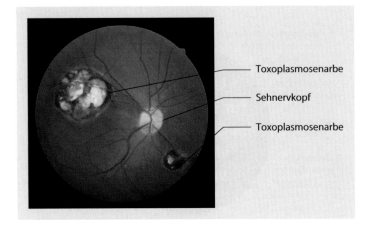

□ Abb. 6.2 Toxoplasmosenarben an der Netzhaut. Man sieht den gesunden Sehnervkopf mit den Netzhautgefäßen. Oben links erkennt man eine viermal so große Narbe. Eine kleinere Narbe ist unten rechts zu sehen

Wird ein Aderhautmelanom entdeckt, so kann es – je nach Größe – bestrahlt oder operativ entfernt werden.

Aufgrund der vielen möglichen Entstehungsmechanismen ist die Glaskörpertrübung durch Aderhautentzündung eine Herausforderung für Hausärzte, Internisten, Hautärzte und Augenärzte.

■ **Toxoplasmose – warum sollten Schwangere kein rohes Fleisch essen und Katzen meiden?**

Durch den Verzehr von rohem Fleisch kann es zur Toxoplasmoseinfektion kommen

Toxoplasmose entsteht durch den Parasit Toxoplasma gondii. Zur Infektion kommt es durch den Verzehr von rohem Fleisch und über Kontakt zu Katzenkot. Eier des Erregers gelangen so in den menschlichen Körper, Larven schlüpfen und befallen Auge und Gehirn. Im Gewebe führen die Larven zur Entzündungsreaktion und schließlich zur Narbenbildung. Häufig entsteht solch eine Narbe in der Netzhautmitte (Makula). Die Folge: Sehschwäche.

Schwangere können diese Erkrankung auf das ungeborene Kind übertragen. Bei diesem kann die Infektion zu Verkalkungen im Gehirn und durch Netzhautnarben zur Sehschwäche führen.

Tipp		

Vorbeugung: Schwangere sollten kein rohes Fleisch essen und Katzen meiden.

6.2   Netzhautlöcher – Risiko Netzhautablösung

Die Sinneszellen unserer Netzhaut nehmen Lichtreize auf und leiten diese Informationen über den Sehnerv ans Gehirn weiter. So entste-

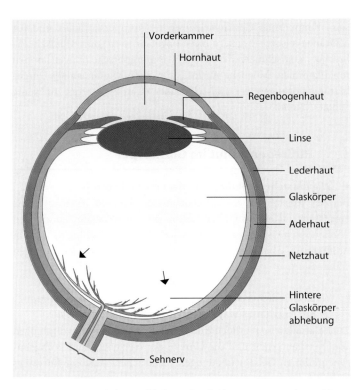

Vorderkammer

Hornhaut

Regenbogenhaut

Linse

Lederhaut

Glaskörper

Aderhaut

Netzhaut

Hintere Glaskörper abhebung

Sehnerv

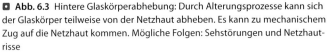

◘ **Abb. 6.3** Hintere Glaskörperabhebung: Durch Alterungsprozesse kann sich der Glaskörper teilweise von der Netzhaut abheben. Es kann zu mechanischem Zug auf die Netzhaut kommen. Mögliche Folgen: Sehstörungen und Netzhautrisse

hen Bilder. Ein mechanischer Zug an der Netzhaut führt ebenfalls zur Reizung dieser Sinneszellen, wir bemerken dann Lichtblitze.

Glaskörperverdichtungen können solch eine mechanische Reizung auslösen, indem sie sich an die Netzhaut anheften und an ihr ziehen. Starke Zugkräfte an einer Schwachstelle der Netzhaut führen zum Netzhautriss.

> **Glaskörperverdichtungen können mechanisch an der Netzhaut ziehen, wir bemerken Lichtblitze**

- **Welche Beschwerden macht die hintere Glaskörperabhebung, und wie entsteht sie?**

Altert der Glaskörper, so verändert sich seine Kollagenstruktur. Es kommt zur Verflüssigung und zur Abhebung von der angrenzenden Netzhaut (◘ Abb. 6.3). Geschieht dies nur teilweise, können bei der hinteren Glaskörperabhebung mechanische Zugkräfte auf die Netzhaut wirken, Lichtblitze sind die Folge. Verstärkt sich der Zug, so können auch bei der hinteren Glaskörperabhebung Netzhautrisse entstehen.

> **Auch bei der hinteren Glaskörperabhebung können Netzhautrisse entstehen**

- **Welche anderen Ursachen für Lichtblitze und Augenflimmern gibt es?**

Niedriger Blutdruck (Hypotonie), Kreislaufschwäche (Anstrengung), aber auch Migräne können ebenfalls die Ursache für Augenflimmern

> **Flimmernde Gesichtsfeldausfälle sind für Migräne typisch**

sein. Flimmernde Gesichtsfeldausfälle (Flimmerskotome) sind für Migräne typisch. Sie dauern meist ungefähr 10–20 min. Übelkeit, Erbrechen, Kopfschmerzen und sogar Lähmungserscheinungen können hinzukommen. Mögliche Auslöser für einen Migräneanfall: Durchblutungsstörungen der Halsschlagader (Carotis), Stress, zu wenig Schlaf, Alkohol.

6.3   Rußregen – Blut im Glaskörper

■   **Wie entsteht ein Rußregen oder eine Rußwolke?**

Ein Rußregen kann durch eine Blutung in den Glaskörperraum verursacht werden

Bei der Entstehung eines Netzhautrisses können Netzhautgefäße einreißen und in den Glaskörper bluten. Auch Gefäßneubildungen können solche Blutungen verursachen. Wir nehmen Blut, das sich in unserem Auge befindet, dann als schwarze Rußwolke oder Rußregen wahr.

■   **Welche Ursachen führen zu krankhaften Gefäßneubildungen an der Netzhaut – was geschieht dabei genau?**

Krankhafte Gefäßneubildungen sind brüchig und können bluten

Zuckerkrankheit, Bluthochdruck, Gefäßverschlüsse, Entzündungen von Netzhautvenen und die Unreife der Netzhaut beim Frühgeborenen können Gefäßneubildungen verursachen. Auslöser für dieses Gefäßwachstum ist ein Signal, welches durch Sauerstoffmangel in der Netzhaut (Ischämie) ausgelöst wird. Kleinste Gefäße sprossen so in den Glaskörperraum. Sie sind brüchig und können bluten. Aber auch die Bildung von Bindegewebssträngen und Netzhautablösung sind mögliche Folgen.

■   **Zu welchen Veränderungen kann es an der Netzhaut von Frühgeborenen kommen?**

»Frühchen« sollten ab der 6. Woche nach der Geburt engmaschig vom Augenarzt kontrolliert werden

Säuglinge mit einem Geburtsgewicht unter 1.800 g sind unreif, ihre Netzhaut ist besonders in den Randbereichen noch nicht vollständig entwickelt. Daher kann auch hier Sauerstoffmangel im Gewebe zu krankhaften Gefäßneubildungen führen. Regelmäßige Kontrollen der Netzhaut durch den Augenarzt sind daher für ein späteres gutes Sehen extrem wichtig.

■   **Zuckerkrankheit (Diabetes mellitus) – welche Augenveränderungen können auftreten?**

Der HbA_{1c}-Wert sollte niedriger als 7 % sein

Zu den leichten Netzhautveränderungen bei Zuckerkrankheit zählen Gefäßaussackungen (Aneurysmen), Punktblutungen und Fettablagerungen. In schweren Fällen kommt es auch hier zu Gefäßneubildungen, den Proliferationen. Diese Netzhäute muss man mit dem Laser behandeln. Eine Beteiligung der Netzhautmitte (Makula) kann schon im Frühstadium zur Sehverschlechterung führen. Eine wichtige Richtgröße zur Einschätzung der Lage ist der Zucker-Langzeitwert (HbA_{1c}-Wert). Er sollte nach Möglichkeit bei unter 7 % liegen.

- **Wie verhindert oder behandelt man diese krankhaften Gefäßneubildungen?**

Durch die Laserbehandlung produziert man Narben. Diese Narben haben einen niedrigeren Sauerstoffbedarf, das Signal zum Gefäßwachstum wird deswegen nicht oder vermindert ausgelöst, und die Entstehung krankhafter Gefäßneubildungen wird verhindert.

- **Was geschieht mit dem Blut im Glaskörper?**

Kleinere Blutmengen werden vom Körper langsam abgebaut, man muss nur abwarten. Größere Mengen können eine Glaskörperentfernung (Vitrektomie) notwendig machen.

6.4 Netzhautablösung – wenn der Schatten größer wird

- **Was sind die besonderen Risikofaktoren für eine Netzhautablösung?**
- Kurzsichtigkeit (Myopie)
- Netzhautablösung am Nachbarauge (20 %)
- Netzhautablösung in der Familie
- dünne Stellen in der Netzhaut
- vorangegangene Operation des grauen Stars
- Netzhautrisse

> ❗ **Achtung**
> Sehstörungen sollten sofort – auch ohne Termin – vom Augenarzt abgeklärt werden.

Manche Beschwerden werden von allein scheinbar besser, sodass der Patient sich in falscher Sicherheit wiegt. Nach mehreren Wochen ist dann unter Umständen eine Netzhautablösung eingetreten. Jeder Patient sollte mögliche Warnsymptome kennen und sofort reagieren, denn durch die rechtzeitige Laserbehandlung lässt sich die Netzhautablösung meist verhindern.

Jeder Patient sollte mögliche Warnsymptome kennen und sofort reagieren

- **Wie behandelt der Augenarzt einen Netzhautriss mit Laser?**

Netzhautrisse werden mithilfe von Laserherden abgeriegelt, wodurch ein Flüssigkeitsstrom unter die Netzhaut und somit eine Netzhautablösung verhindert wird. Bei der Laserbehandlung von Netzhautrissen verwendet man das Drei-Spiegel-Kontaktglas, das zuvor schon den Netzhautriss gut einsehbar dargestellt hat. Laserherde werden rund um den Riss zweireihig auf die noch anliegende Netzhaut gesetzt (❏ Abb. 6.4). Wichtig hierbei ist, dass der Riss komplett umstellt wird. Bereits abgehobene Netzhaut kann man nicht wieder festlasern, da der zur Lasernarbenbildung erforderliche Kontakt zur Unterlage, dem Pigmentepithel, fehlt.

Laserherde werden rund um den Riss zweireihig auf die noch anliegende Netzhaut gesetzt

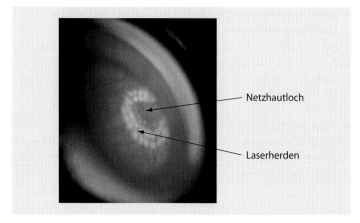

◻ Abb. 6.4 Gelasertes Netzhautloch. Man sieht 2 Reihen von hellen, frischen Laserherden, die das Netzhautloch abriegeln

■ **Wie wird eine Netzhautablösung behandelt?**

Operativ wird der Zug auf den Glaskörperzug verringert, indem man von außen die Lederhaut mit einer Plombe aus Silikonkautschuk eindellt und so Aderhaut, Netzhaut und Pigmentepithel wieder zusammenbringt. Vor der Plombenaufnähung wird von außen ein Kälteherd (−70 °C) auf den Netzhautriss gesetzt, der eine Vernarbung bewirkt. Die richtige Positionierung der Plombe ist für den Erfolg der Operation entscheidend.

Sind mehrere Risse entstanden, so muss der Operateur das gesamte Auge ummanteln. Eine Art Gürtel (Cerclage) wird um das Auge auf die Lederhaut aufgenäht. Flüssigkeit, die sich unter der Netzhaut gesammelt hat, wird abgelassen, und die Netzhaut liegt wieder an.

Bei ungünstiger Lage der Netzhautlöcher muss man manchmal sogar den Glaskörper entfernen und das Auge von innen mit Silikonöl oder Gas auffüllen, um eine erneute Netzhautablösung zu vermeiden. Das Gas löst sich innerhalb von 2 Wochen auf. Silikonöl muss in einer 2. Operation meist 6 Monate später wieder entfernt werden.

Nach Netzhautoperationen sollten Patienten 2 Wochen nicht lesen

Nach Netzhautoperationen sollten Patienten 2 Wochen nicht lesen, um schnelle Blickbewegungen zu vermeiden. Fernsehen ist erlaubt. Flugreisen sollte man nach Operationen mit Gasauffüllung um 2 Wochen verschieben, da der geringe Luftdruck zum Augendruckanstieg führen kann und Arterienastverschlüsse die Folge sein können.

Verzerrtsehen – wenn gerade Linien wellig werden

Bluthochdruck, Zuckerkrank-heit, Operationen, Medikamente, Verletzungen und Stress können zu Makulaerkrankungen führen

■ **Welche inneren Krankheiten oder Einflüsse von außen können zu Makulaerkrankungen führen?**

Altersabhängige Veränderungen, Bluthochdruck (Hypertonie), Zuckerkrankheit (Diabetes), Stress, genetische Defekte, Medikamente (Tamoxifen, Canthaxanthin, Psychopharmaka), Operationen, Verletzungen und Lichtschäden sind die Hauptursachen für Erkrankungen der Netzhautmitte (Makula).

Die regelmäßige Anordnung der Sehzellen kann in Unordnung geraten – Verzerrtsehen entsteht

■ **Wie genau kommt es zum Verzerrtsehen (Metamorphopsie)?**

In der Netzhaut unserer Augen befinden sich die für das Sehen notwendigen Sinneszellen. Es gibt die Zapfen und die Stäbchen. In der Netzhautmitte (Makula) überwiegen die Zapfen. Sie sind für Sehschärfe und Farbwahrnehmung zuständig. Im Bereich der zentralen Makula liegt die Netzhautgrube (Fovea). Hier gibt es keine Stützzellen, daher ist dieser Bereich besonders empfindlich: Die regelmäßige Anordnung der Sehzellen (Zapfen) kann leicht in »Unordnung« geraten – Verzerrtsehen entsteht. Flüssigkeitseinlagerungen (Ödeme) und neugebildetes Bindegewebe, das Netzhautfalten verursacht (Makula-Pucker), sind die Hauptursachen (■ Abb. 7.1).

Nicht auskorrigierte Fehlsichtigkeiten oder Hornhauterkrankungen, die eine ungleichmäßige Hornhautkrümmung (Keratokonus) zur Folge haben, können ebenfalls ein Verzerrtsehen (Metamorphopsie) hervorrufen. Diese Ursachen lassen sich meist mithilfe der richtigen Brille oder Kontaktlinse ausgleichen; das Verzerrtsehen verschwindet.

Verzerrtsehen, plötzliche oder allmähliche Sehverschlechterung, zentrale Gesichtsfeldausfälle und Farbsehstörungen können bei allen Makulaerkrankungen in unterschiedlicher Ausprägung auftreten. Das Verzerrtsehen ist charakteristisch für die feuchte altersbezogene Makuladegeneration, die Makulaschwellung (Ödem) und die Makulahäutchenbildung (epiretinale Gliose).

■ **Welche Rolle spielt der Amsler-Gitter-Test?**

Der Amsler-Gitter-Test (▶ Abb. 16.2) zur regelmäßigen Selbstkontrolle ist besonders bei der altersbezogenen Makuladegeneration wichtig, da so frühzeitig die Entwicklung einer feuchten Form festgestellt und eine Behandlung eingeleitet werden kann. Denn hier gilt: Je besser das Sehvermögen bei Behandlungsbeginn ist, desto größer sind die Erfolgsaussichten, da die Erkrankung weniger weit fortgeschritten ist.

Fluoreszenzangiografie und optische Kohärenztomografie führen zur genauen Diagnose

■ **Welche Untersuchungen führen zur genauen Diagnose?**

Der Amsler-Gitter-Test und die Feststellung der Sehschärfe geben wichtige Hinweise. Bei der Augenuntersuchung mit der 90-Dioptrien-Lupe oder dem Drei-Spiegel-Kontaktglas kann der Augenarzt die Makula vergrößert betrachten und die Ursache der Beschwerden erkennen. Die entscheidende Untersuchung ist die Fotoserie (Fluoreszenzangiografie) vom Augenhintergrund. Anhand der Bilder kann man Veränderungen erkennen, einordnen und falls erforderlich be-

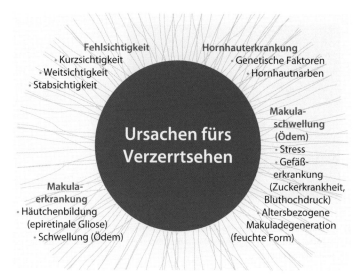

Abb. 7.1 Mögliche Ursachen fürs Verzerrtsehen (Metamorphopsie)

handeln. Zusätzliche Informationen liefert die optische Kohärenztomografie (OCT); sie liefert feinste Schichtaufnahmen der Netzhaut.

- **Was geschieht bei der Farbstoff-Fotoserie (Fluoreszenzangiografie) genau?**

Bei dieser Untersuchung wird zunächst ein Farbstoff (Fluoreszein) in die Armvene gespritzt. Nach 12–25 s, der sogenannten Arm-Netzhaut-Zeit, wird dieser Farbstoff am Augenhintergrund sichtbar. Zunächst füllen sich die Arterien, später die Venen. Gesunde Netzhautgefäße sind undurchlässig für diesen Farbstoff. Krankhaft veränderte Gefäße sind undicht, man spricht von einer Leckage. Wird ein Bereich vom Kontrastmittel nicht ausgefüllt (Füllungsdefekt), ist das Zeichen einer Minderdurchblutung. Der Augenarzt hält die Verteilung des Farbstoffes am Augenhintergrund in Bildern fest. Diese werden anschließend gezielt ausgewertet. An der Makula kommen vor: Häutchenbildung (epiretinale Gliose), Netzhautloch (Makulaforamen), Schwellung (Makulaödem), Gefäßneubildungen und narbige Veränderungen.

7.1 Diagnose: feuchte altersbezogene Makuladegeneration (AMD)

- **Die altersbezogene Makuladegeneration ist die häufigste Erkrankung der Netzhautmitte (Makula) bei älteren Patienten. Wie entsteht diese Erkrankung?**

Da unsere Lebenserwartung gestiegen ist, nehmen die altersbezogenen Erkrankungen zu; so auch die altersbezogene Makuladegeneration (AMD). Sie tritt meist nach dem 65. Lebensjahr auf und ist oft Ursache für eine schwere Sehverschlechterung.

Die feuchte Makuladegeneration kann unbehandelt rasch zu einer massiven Sehverschlechterung führen

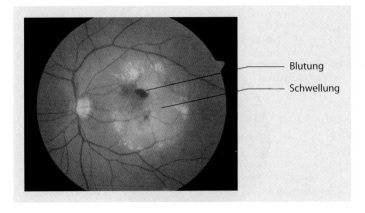

Blutung

Schwellung

◨ Abb. 7.2 Feuchte altersbezogene Makuladegeneration (AMD) mit zentraler Netzhautschwellung (Makulaödem) und Blutungen aus Gefäßneubildungen (Neovaskularisationen)

Während es bei der trockenen Form der Makuladegeneration zu einer allmählichen Sehverschlechterung kommt, führen Gewebeabbau (Atrophie) und Ablagerungen (Drusen) bei der feuchten AMD dazu, dass sich die Natur, die einen Sauerstoffmangel registriert, durch Gefäßneubildungen (Neovaskularisationen) zu helfen versucht. Diese entstehen unkontrolliert und verursachen mehr Schaden als Nutzen. Makulablutungen und Flüssigkeitseinlagerungen (Makulaödem) sind mögliche Folgen, da diese neugebildeten Blutgefäße teilweise undicht sind. Verzerrtsehen und die Verschlechterung des Lesevermögens sind die Hauptbeschwerden der Betroffenen. Die feuchte Makuladegeneration (◨ Abb. 7.2) kann unbehandelt innerhalb weniger Monate zu einer massiven Sehverschlechterung führen.

▪ **Welche Behandlungsmöglichkeiten gibt es?**

Die genaue Ausdehnung und Klassifikation der Makuladegeneration muss mithilfe einer Farbstoff-Fotoserie (Fluoreszenzangiografie) erfolgen. In neuerer Zeit ist auch eine zusätzliche Darstellung der Netzhautschichten mit der optischen Kohärenztomografie (OCT) möglich.

Mit Avastin und Lucentis wurde der Durchbruch bei der Behandlung der feuchten Makuladegeneration erzielt

Avastin und Lucentis sind Medikamente, die ins Auge gespritzt werden und dort krankhafte Gefäßneubildungen unterdrücken, indem sie die Wachstumsfaktoren gezielt hemmen. Der Gedanke – eine Spritze ins Auge zu bekommen – mag vielleicht zunächst beängstigend sein, aber schon ein Augentropfen zur oberflächlichen Betäubung reicht aus, und der »kleine Pieks« ist kaum spürbar.

Lucentis wurde speziell für die Behandlung am Auge entwickelt, unterscheidet sich nach heutigem Kenntnisstand in seiner Wirkung aber nicht wesentlich vom Avastin, welches seit 2005 aus der Darmkrebsbehandlung bekannt ist. Erhebliche Unterschiede bestehen allerdings im Preis der beiden Medikamente. Lucentis ist deutlich teurer. Mit beiden Medikamenten wurde der Durchbruch bei der Behandlung der feuchten AMD erzielt. Wir haben heute erstmals eine wirksame Behandlungsmöglichkeit, die mit einem geringen Risiko und für den Patienten wenig belastend durchgeführt werden kann.

In speziellen Fällen können die Laserbehandlung und operative Behandlungsmethoden, insbesondere die Glaskörperoperation (Vitrektomie), kombiniert mit der Entfernung des krankhaften Gewebes vor oder hinter der Netzhaut sinnvoll sein.

Dennoch können viele Betroffene nur noch mithilfe starker Lupen oder ähnlicher optischer Hilfsmittel lesen. Manchmal kommen auch elektronische Hilfsmittel (Bildschirmlesegeräte) zum Einsatz. Diese erfordern allerdings wegen der sehr starken Vergrößerung eine gewisse Übung und Geschicklichkeit.

7.2 Makulaschwellung – wenn Flüssigkeit die Sehzellen in »Unordnung« bringt

- Verzerrtsehen mit Sehverschlechterung tritt schon bei Männern ab dem 35. Lebensjahr auf. Stress als mögliche Ursache wird vermutet. Wie behandelt man diese Form der Makulaschwellung, die Chorioretinopathia centralis serosa (CCS)?

Eine häufige Ursache für eine zentrale Netzhautschwellung bei Männern zwischen dem 35. und 50. Lebensjahr ist die Chorioretinopathia centralis serosa (CCS). Gewebeveränderungen führen bei dieser Erkrankung zu einer Schwellung der zentralen Netzhaut. Die Folgen: Verzerrtsehen, Sehverschlechterung und Farbsehstörungen. Die Betroffenen berichten häufig auch über Kopfschmerzen. Bei der Netzhautuntersuchung findet der Augenarzt Flüssigkeit unter der zentralen Netzhaut.

Stress als mögliche Ursache: Die Chorioretinopathia centralis serosa

Zeigt die Farbstoffuntersuchung eine undichte Stelle – man spricht vom Quellpunkt – als Krankheitsursache, so kann man ihn gezielt mit dem Laser veröden. Dies ist aber eher die Ausnahme. In den meisten Fällen bildet sich die Erkrankung innerhalb eines halben Jahres von allein wieder zurück, daher muss nicht grundsätzlich jeder Patient behandelt werden.

Entwässernde Medikamente (Diuretika) können die Heilung unterstützen, da sie Flüssigkeit ausschwemmen und damit die Sehschärfe verbessern. Bei der Behandlung mit entwässernden Medikamenten ist zu beachten, dass es zu Veränderungen im Bereich der Blutsalze (Kalium, Natrium) kommen kann; Kaliummangel kann ein Kribbeln in den Armen bewirken. Vorbeugend sollten die betroffenen Patienten daher Bananen essen, die viel Kalium enthalten. Manchmal ersetzt man Kalium auch in Tablettenform.

Auch Lucentis oder Avastin können im Falle einer Chorioretinopathia centralis serosa versucht werden, wenn eine feuchte Makuladegeneration nicht mit letzter Sicherheit ausgeschlossen werden kann.

- **Welchen Stellenwert hat das Verzerrtsehen bei Gefäßerkrankungen, die durch Zuckerkrankheit (Diabetes) oder Bluthochdruck (Hypertonie) entstehen können?**

Bei Zuckerkranken kann es zu Ablagerungen und Flüssigkeitseinlagerungen im Bereich der Netzhautmitte (Makula) kommen. Man spricht von einer diabetischen Makulopathie (DMP). Sie führt in erster Linie zu einer allmählichen Sehverschlechterung. Die Makulaschwellung kann ein leichtes Verzerrtsehen und Farbsehstörungen verursachen. Manchmal haben die Betroffenen aber auch keinerlei Beschwerden, obwohl ausgeprägte Netzhautveränderungen in der Makula eine Behandlung erforderlich machen. Regelmäßige Kontrollen beim Augenarzt sind daher für Diabetiker besonders wichtig, damit gegebenenfalls rechtzeitig behandelt werden kann.

Regelmäßige Augenuntersuchungen – mindestens einmal jährlich – sind für Diabetiker besonders wichtig

Bluthochdruck kann ebenfalls zu Veränderungen an Netzhautgefäßen führen. Gefäßverschlüsse sind mögliche Folgen. Dabei kommt es durch Blutungen meist zu einer plötzlichen Sehverschlechterung. Eine Makulaschwellung entsteht meist erst später.

Auch in diesen Fällen wird mit der Farbstoff-Fotoserie die genaue Ursache der Makulaerkrankung festgestellt und dann, falls erforderlich, mit dem Laser behandelt.

7.3   Zellophanmakula – wenn sich ein Häutchen vor der Netzhautmitte bildet

- **Wie kommt es zur Häutchenbildung vor der Makula?**

Betrachtet man den Aufbau der Netzhaut, so erkennt man: Glaskörper und Farbzellschicht werden durch die Netzhaut voneinander getrennt. Netzhautdefekte führen zur Berührung zwischen Glaskörper und Farbzellschicht. Bindegewebe bildet sich neu (man spricht von epiretinaler Gliose) und legt sich wie eine Klarsichtfolie vor die Netzhautmitte. Diese Zellophanmakulopathie verursacht meist keine Beschwerden. Zum Verzerrtsehen kommt es erst, wenn das neugebildete Bindegewebe die Netzhautmitte verzieht (Makula-Pucker) oder ein Makulaloch (Foramen) entsteht.

Die Zellophanmakulopathie verursacht meist keine Beschwerden

Sehverschlechterung und Verzerrtsehen können für die Betroffenen so störend sein, dass operiert werden muss. Die operative Behandlung ist allerdings aufwendig, da die bindegewebigen Membranen erst nach Glaskörperentfernung (Vitrektomie) für den Operateur zugänglich werden.

Farbsehstörung – wenn die Farben blasser werden

Das Sehpigment Iodopsin ist für unser Farbensehen entscheidend

- Jeder von uns nimmt Farben – beispielsweise beim Betrachten eines Bildes – unterschiedlich wahr. Warum ist das so und wie funktioniert unser Farbensehen genau?

Die Sehzellen unserer Netzhautmitte, die Zapfen, sind für die Sehschärfe und auch für das Farbensehen wichtig. Sie enthalten 3 Varianten des Sehpigments Iodopsin, welche für unser Farbensehen entscheidend sind. Unsere Augen besitzen Zapfen für die 3 Farbbereiche Rot, Grün und Blau. Einfallendes Licht regt sie an, und die so gewonnenen Informationen werden ans Gehirn weitergeleitet. Hier werden die eingehenden Signale zu den Farben »gemischt«, die jeder von uns individuell wahrnimmt. Das eigentliche Farbensehen ist also eine individuelle Leistung unseres Gehirns.

- Welche Augenkrankheiten verändern die Farbwahrnehmung?

Augenkrankheiten oder eine genetisch bedingte Farbsehschwäche können unsere Farbwahrnehmung beeinträchtigen. Der Maler Claude Monet (1840–1926) litt beispielsweise an einer Linsentrübung (Katarakt), die im Laufe seines Lebens zunahm. Seine berühmten Seerosen konnte er zum Glück noch mit gesunden Augen malen. Ab 1920 nahm seine Linsentrübung jedoch deutlich zu, und man kann anhand seiner Bilder auch heute noch genau erkennen, wie er seine Welt durch den grauen Star sah; die Bilder aus dieser Zeit sind gelbstichiger, dunkler und unschärfer als frühere Werke.

Ein grauer Star (Linsentrübung) kann die Farbwahrnehmung beeinträchtigen

1923, 3 Jahre vor seinem Tod, entschloss sich Monet schließlich zur Staroperation. Sie war erfolgreich, die Augenlinse wurde entfernt und Monet musste nach der Operation eine extrem starke Brille (Starbrille) tragen, um die fehlende Brechkraft der Augenlinse auszugleichen. Dies war damals erforderlich, weil es noch keine Kunstlinsen gab. Monet war mit seinem Operationsergebnis unzufrieden; er sah nach der Operation besonders Blautöne intensiver, kontrastverstärkt. Für ihn als Maler hatten Farben einen hohen Stellenwert, und er empfand das blaustichige Sehen als extrem störend.

Heute ist die Operation des grauen Stars (Kataraktoperation) ein Routineeingriff. Die Starbrille wurde durch das Einsetzen von Kunstlinsen überflüssig, aber auch heute noch verändert sich nach erfolgreicher Kataraktoperation die Farbwahrnehmung. Kunstlinsen sind für alle Lichtanteile gleich durchlässig, dadurch werden Blautöne besonders intensiv gesehen. Unsere natürliche Augenlinse dämpft Blautöne. Um eine möglichst natürliche Farbwahrnehmung zu erzielen, wurden Blaufilter-Kunstlinsen entwickelt.

Schäden an der Netzhautmitte (Makula) durch genetisch bedingte Erkrankungen, Infektionen (Masern, Scharlach, Toxoplasmose, Röteln und Syphilis), Durchblutungsstörungen und Medikamente können ebenfalls zu Farbsehstörungen und zur Sehverschlechterung führen. Erkrankt die Signalweiterleitung, also der Sehnerv, so kann es ebenfalls zu diesen Symptomen kommen. Auch für manche Vergiftungen sind Farbsehstörungen typisch (◘ Abb. 8.1).

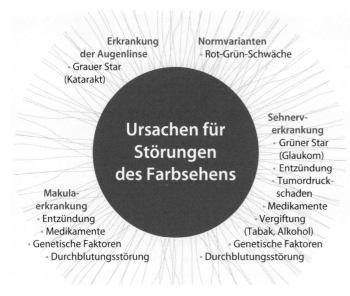

Erkrankung
der Augenlinse
Normvarianten
· Rot-Grün-Schwäche
· Grauer Star
(Katarakt)

Ursachen für Störungen des Farbsehens

Sehnerv-
erkrankung
· Grüner Star
(Glaukom)
· Entzündung
· Tumordruck-
schaden
· Medikamente
· Vergiftung
(Tabak, Alkohol)
· Genetische Faktoren
· Durchblutungsstörung

Makula-
erkrankung
· Entzündung
· Medikamente
· Genetische Faktoren
· Durchblutungsstörung

☑ **Abb. 8.1** Mögliche Ursachen für Farbsehstörungen

8.1 Rot-Grün-Schwäche – nur eine Normvariante

Die Rot-Grün-Schwäche ist eine harmlose Normvariante in der chemischen Struktur der Sehpigmente unserer Zapfen. Schon geringfügige Veränderungen in dieser chemischen Struktur führen dazu, dass die Farbwahrnehmung schwächer ausgebildet ist; man spricht von einer Farbsehschwäche.

Die Betroffenen, 5 % aller Männer, sehen vorwiegend grüne und rote Farben verändert. Grün und Orange werden als eine Abstufung von Gelb wahrgenommen, während Rot grauer gesehen wird. Bei Frauen sind Farbsehschwächen deutlich seltener, da die Störung meist von Müttern an ihre Söhne vererbt wird. Eine Behandlung ist bisher nicht möglich.

- **Welche Einschränkungen ergeben sich daraus?**

Die folgenden Berufswünsche bleiben meist unerfüllt:
- Pilot
- Lokomotivführer
- Kapitän zur See
- Straßenbahnfahrer
- Bus- oder Taxifahrer
- Polizist
- Elektriker

Auch von Modeberufen und Malertätigkeiten ist eher abzuraten. Personenbeförderung ist nicht erlaubt; normales Auto- und Lkw-Fahren

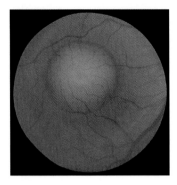

◘ Abb. 8.2 Bestsche Makulaerkrankung mit genetisch bedingtem dotterförmigen Aussehen der Netzhautmitte (Makula)

8

Bestsche Erkrankung: Die Ausprägung der Netzhautveränderungen kann sehr unterschiedlich sein

ist aber unbedenklich. Die Betroffenen sollten jedoch ihre Schwäche kennen und im Straßenverkehr besonders aufmerksam sein.

- **■ Wie kann man eine Farbsehstörungen erkennen?**
- ▬ Farbtafeln (Ishihara-Tafeln)
- ▬ Panel-D-15-Test
- ▬ Messgerät für Farbsehstörungen (Anomaloskop)

Will man eine Farbsehstörung aufdecken, so muss man die Patienten mit Farbtafeln, Farbproben oder einem speziellen Messgerät testen. Farbtafeln sind speziell so angelegt, dass nur Patienten mit intaktem Farbensehen die Zahlen und Linien erkennen können. Ausfälle weisen auf die Diagnose hin.

Beim Panel-D-15-Test müssen Farbproben vom Prüfling in eine bestimmte Reihenfolge gelegt werden. Anhand der Verwechslungen lässt sich genau sagen, welche Farben nicht erkannt werden.

Mit einem speziellen Messgerät, dem Anomaloskop, kann man für Fahrtauglichkeitsgutachten bestimmen, wie ausgeprägt die Farbsehstörung ist. Mischfarben führen hier nicht nur zu der exakten Diagnose, sondern erlauben auch eine genaue Aussage über den Grad der Ausprägung.

8.2   Diagnose: genetisch bedingte Makulaerkrankung

- **■ Wie kommt es bei genetisch bedingten Erkrankungen der Netzhautmitte (Makula) zu Farbsehstörung und Sehverschlechterung?**

Bei angeborenen Makulaerkrankungen kommt es zum Abbau des Pigmentepithels in der Netzhautmitte. Die Folgen: Sehschärfeverlust und Farbsehstörungen.

Manchmal sind angeborene Makulaerkrankungen in den betroffenen Familien schon bekannt; sie können aber auch durch neu entstandene Veränderungen an unseren Genen (Mutationen) auftreten (► Zukünftiges: Viren spenden Augenlicht – die Gentherapie). Die häufigsten Formen sind die Stargardtsche und die Bestsche Erkrankung. Bei der Bestschen Erkrankung verändert sich die Netzhautmitte in typischer Weise; sie bekommt ein dotterförmiges Aussehen (◘ Abb. 8.2). Die Ausprägung der Netzhautveränderungen kann sehr unterschiedlich sein und die Sehschärfe bleibt meist noch lange gut. Kommt es im Verlauf der Erkrankung zur Makulaschwellung (Ödem) und Neubildung krankhafter Blutgefäße, geht die Lesefähigkeit verloren.

Wichtig für die Betroffenen:
- ▬ Aussagen über den möglichen Verlauf der Erkrankung
- ▬ Auswirkungen auf Beruf und Alltag
- ▬ Fahrtauglichkeit

- Vererbung
- finanzielle und soziale Hilfen (Pflegegeld)
- Selbsthilfegruppen

Das Krankheitsbild kann selbst innerhalb einer Familie sehr variieren. Sichere Aussagen über den Verlauf sind daher unmöglich. Ein Spezialist für Vererbungsfragen (Genetiker) sollte die Betroffenen beraten. Er kann genaue Aussagen über die Wahrscheinlichkeit der Weitergabe von Genen an die nächste Generation machen.

- **Was kann im Alltag helfen, um die vorhandene Sehschärfe optimal zu nutzen?**
- Richtige Brille
- vergrößernde Sehhilfen (Lupen)
- Lesegeräte
- computergestützte Lesehilfen

Beim zusätzlichen Auftreten einer Linsentrübung (Katarakt) sollte frühzeitig operiert werden.

- **Wie lässt sich die Funktion der Farbzellschicht prüfen?**
Die Elektrookulografie (EOG) ist eine wichtige Methode, um die Funktion der Farbzellschicht zu prüfen. Dabei werden 2 Hautelektroden an der Schläfe festgeklebt und der Patient wird gebeten, 2 Lichtpunkte abwechselnd zu fixieren. Die Messergebnisse bei hellem und dunklem Umfeld führen so zu einer Bewertung der Farbzellschichtfunktion. Auch Medikamentenschäden lassen sich so frühzeitig feststellen, noch bevor sie für den Augenarzt am Augenhintergrund sichtbar werden.

> Mit der Elektrookulografie (EOG) prüft man die Funktion der Farbzellschicht

- **Was können Betroffene tun?**
Da die Erkrankung vererbt werden kann, sind eine genetische Beratung und die Untersuchung von Familienangehörigen sinnvoll.

Zukünftiges: Viren spenden Augenlicht – die Gentherapie

Jede Zelle des Körpers verfügt über einen kompletten Satz von Genen. Diese Gene liefern die Information, wie die Proteine (Eiweiße) des Körpers aussehen sollen. Wenn sich kleine Fehler eingeschlichen haben, werden falsche Proteine gebildet.

Man hat nun in der Gentherapie Botenviren entwickelt, die in das Auge gespritzt werden. Diese Botenviren durchdringen die Zellmembranen mit ihrer gesunden genetischen Fracht und reparieren im Inneren gezielt den Gendefekt.

Ganz aktuell wird in Großbritannien und Frankreich an dieser Gentherapie geforscht. Im Moorfields Eye Hospital werden seit 2008 Patienten mit angeborener Blindheit, der Zapfen-Stäbchen-Dystrophie (Lebersche Amaurose), behandelt. Wir müssen die Behandlungserfolge in Großbritannien und Frankreich abwarten, es sieht aber sehr danach aus, dass die Gentherapie für die Behandlung genetisch bedingter Erkrankungen bahnbrechend sein wird.

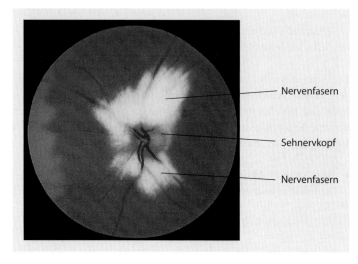

Nervenfasern

Sehnervkopf

Nervenfasern

◘ Abb. 8.3 Markhaltige Nervenfasern. Man erkennt die harmlosen, hellen Nervenfasern direkt neben dem Sehnervkopf

8.3 Sehnervveränderung – Vergiftung oder Erkrankung?

Sehnerverkrankungen führen in erster Linie zur veränderten Wahrnehmung von gelben und blauen Farben. Im Frühstadium nimmt zunächst die Farbsättigung ab, die Farben werden blasser. Die häufigsten Gründe für Sehnervschäden sind: Glaukom (grüner Star), genetisch bedingte Erkrankungen, Entzündungen, Durchblutungsstörungen, Tumorbildung, Verletzungen und Vergiftungen. Schreiten Sehnerverkrankungen fort, so kann es zum Sehnervschwund, der sogenannten Optikusatrophie, kommen.

■ **Welchen Stellenwert haben angeborene Sehnervveränderungen?**

Fehlbildungen am Sehnervkopf können die Folge von genetischen Veränderungen oder Infektionen im Mutterleib sein

Genetische Veränderungen oder Infektionen im Mutterleib können zu Fehlbildungen am Sehnervkopf führen. So kann der Sehnervkopf verkleinert, vergrößert oder blass sein. Auch Grubenbildung, Einlagerungen und Verfärbungen kommen vor. Mögliche Folgen: ausgeprägte Sehschwäche, Gesichtsfeldausfälle, Farbsehstörungen im Blau-Gelb-Bereich.

Neben den oben genannten angeborenen Sehnerverkrankungen, die zu Funktionsausfällen führen, gibt es auch noch eine Reihe harmloser Auffälligkeiten, die keinen Krankheitswert haben. Relativ häufig sind auffällig hell erscheinende Nervenfasern, die markhaltigen Nervenfasern (◘ Abb. 8.3).

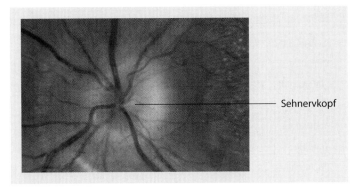

Sehnervkopf

☑ **Abb. 8.4** Sehnerventzündung. Durch die starke Schwellung (Ödem) wird der Sehnervkopf unscharf begrenzt

- **Welche Beschwerden macht der Sehnervschwund (Optikusatrophie)?**
Veränderungen im Farbensehen, Gesichtsfeldausfälle und eine herabgesetzte Sehschärfe sind mögliche Folgen vom Sehnervschwund. Im schlimmsten Fall kommt es zur Erblindung.

- **Welche Ursachen kann ein Sehnervschwund (Optikusatrophie) haben?**
Durchblutungsstörungen am Sehnerv entstehen als Folge von Entzündungen, Gefäßverengungen oder Herzrhythmusstörungen. Ein Tumor am Sehnerv, in der Augenhöhle oder im Gehirn kann auf das Nervengewebe drücken, es kommt zur Schwellung des Sehnervkopfes; man bezeichnet dies als Stauungspapille. Dabei muss ein Tumor nicht bösartig sein, um zu ausgeprägten Beschwerden zu führen. So verdrängt zum Beispiel das gutartige Meningeom – ein Tumor, der von den Hirnhäuten ausgeht – das umliegende Gewebe und ist deshalb nicht harmlos.

Frühzeitig kommt es auch bei der Stauung zu Veränderungen im Farbensehen. Vergleicht man das Farbensehen beider Augen miteinander, so zeigen sich Unterschiede. Die Sehschärfe wird hierbei meist nicht beeinträchtigt. Stellt der Augenarzt eine Stauungspapille fest, so sind eine sofortige Diagnostik durch bildgebende Verfahren (Computer- oder Kernspintomografie) und die neurologische Untersuchung wichtig, um die Ursache rasch zu finden.

Auch die Sehnerventzündung (Neuritis nervi optici, ☑ Abb. 8.4) kann nach einiger Zeit zum Sehnervschwund führen. Ursachen für Sehnerventzündungen sind Infektionskrankheiten (Borreliose, Malaria, Syphilis), Autoimmunerkrankungen und multiple Sklerose (MS). Die Sehnerventzündung führt zu einer plötzlichen Sehverschlechterung, Druckschmerzhaftigkeit des Augapfels und Farbsehstörungen.

> Durchblutungsstörungen und Entzündungen können zum Sehnervschwund führen

◻ Tab. 8.1 Vergiftung – wenn der Sehnerv leidet

Gelbsehen	Blausehen	Rotsehen
Digitalis	Digitalis	Atropin
Sulfonamide	Meskalin	Digitalis
Salizylate	Kohlenmonoxid	Zyanid
Barbiturate	Sildenafil (Viagra)	Nikotin
Thiazide		
Phenazetine		
Amylnitrit		

- **Wie kann man Sehnerverkrankungen feststellen, was sind visuell evozierte Potenziale (VEP)?**

Bei der Diagnostik ist die VEP-Untersuchung hilfreich. Hierbei lösen optische Signale eine Reizantwort aus. Diese kann mit Elektroden am Hinterkopf (über der Sehrinde des Gehirns) gemessen werden. Eine Sehnerventzündung führt zu einer typischen Verringerung der Nervenleitungsgeschwindigkeit.

- **Genussgifte (Tabak, Alkohol) schaden nicht nur Lunge und Leber, sie können auch zur Erblindung führen. Wie genau schaden sie?**

Vitamin-B-Mangel führt zum Sehnervschaden

Durch exzessiven Alkohol- und Nikotinkonsum kommt es zu einer Mangelernährung und zu Entzündungen im Bereich der Magen- und Darmschleimhäute. Selbst wenn dann gesundes Gemüse gegessen wird, können die wertvollen Vitamine von den veränderten Schleimhäuten nicht mehr aufgenommen werden. Vitamin-B-Mangel führt zu allmählich fortschreitenden Schäden an beiden Sehnerven und anderen Teilen des Gehirns. Man behandelt mit Vitamin-B-Spritzen und rät zum Verzicht auf Alkohol und Nikotin.

Selbstgebrannter Schnaps kann, wenn die Herstellung nicht perfekt beherrscht wird, Methylalkohol enthalten. Wird er getrunken, so kann es innerhalb weniger Tage zur beidseitigen Erblindung kommen.

Verändertes Farbensehen kann durch Vergiftung ausgelöst werden: Giftige Chemikalien, besonders Schwermetalle, Zyanide und Drogen können zur Vergiftung und zu Farbwahrnehmungsstörungen führen. Chinin, Arsen, Brom und Blei sind Gifte, die besonders schädlich für unsere Sehnerven sind.

Auch als Nebenwirkung von Medikamenten kann es zu Veränderungen beim Farbensehen kommen. Schmerzmittel (Salizylate), Schlafmittel (Barbiturate), Antibiotika (Sulfonamide) und Herzmedikamente (Digitalis, Thiazide) sind hier zu nennen (◻ Tab. 8.1).

8.4   Farbsehstörungen durch Rauschmittel

- **Wie wirken »Partydrogen« und Rauschmittel, und welche Sehstörungen können sie hervorrufen?**

Amylnitrit wurde ursprünglich als Herzmedikament und zur Blutdrucksenkung eingesetzt. Bei einer Überdosierung kommt es zum Gelbsehen. Es bewirkt als Nebeneffekt eine angenehme Stimmungsanregung und Entspannung, daher wird es als »Partydroge« missbraucht. Aber es hat auch gefährliche Nebenwirkungen: Steigerung des Augendrucks, Schwindel, Herzrasen, Ohnmacht, Orientierungslosigkeit, Kreislaufkollaps kommen vor. Besonders gefährlich ist die gleichzeitige Einnahme von Sildenafil (Viagra); ein lebensbedrohlicher Blutdruckabfall kann die Folge sein.

Auch Rauschmittel, sogenannte Halluzinogene, verändern die Wahrnehmung. Man sieht Farben intensiver, hört Musik euphorisch. Von Synästhesien spricht man, wenn man Klänge farbig sieht oder beim Betrachten von Farben Klänge hört. Ihre Vertreter: LSD (Lysergid), Ecstasy, Meskalin, Psilocybin, Cannabis (Haschisch, Marihuana), Opium (Heroin, Morphium), Kokain.

Cannabis ist eine indische Hanfpflanze. Aus dem Harz der Blütenspitzen wird Haschisch gewonnen, und die getrockneten Blätter nennt man Marihuana. Cannabis wirkt an speziellen Cannabiswirkorten (Rezeptoren) im Gehirn. Werden diese stimuliert, so kommt es zu Entspannung, Apathie, milder Euphorie. Akustische und optische Wahrnehmungen werden verstärkt. In der Medizin wird Cannabis als Mittel gegen Übelkeit während einer Chemotherapie und zur Schmerzbehandlung bei Patienten mit multipler Sklerose (MS) eingesetzt.

Meskalin wird aus südamerikanischen Kakteen gewonnen, Psilocybin kommt in sogenannten Zauberpilzen vor. Sie wurden früher zur Wahrsagung und »Reisen in fremde Welten« verwendet – das »Kino der Renaissance«. Meskalin, Psilocybin und LSD (Lysergid) wirken direkt im Gehirn an Serotoninwirkorten. Serotonin wird im Volksmund oft als »Glückshormon« bezeichnet. LSD ist das stärkste Halluzinogen und wirkt 3.000-mal stärker als Meskalin. Die Stimmung kann auch umschlagen, auch »Horrortrips« mit Angst und Panik sind möglich. Psychische Krankheiten (Psychosen) können durch Drogenkonsum ausgelöst werden.

Kokain erhöht die Wirkung der Hormone Adrenalin und Noradrenalin an ihren Rezeptoren, dadurch wird die Leistungsfähigkeit gesteigert, man wird nicht müde. Aber auch Halluzinationen treten als Kokainwirkung auf.

Opium wurde bereits vor 5.000 Jahren im alten Ägypten aus dem getrockneten Saft von Schlafmohn gewonnen. Im 17. und 18. Jahrhundert wurde es als Universalheilmittel eingesetzt. Wir besitzen im Gehirn Opioidwirkorte, hier wirken in Stresssituationen körpereigene Hormone, sogenannte Endorphine, die in diesen Situationen von

> Rauschmittel verändern die Farbwahrnehmung: Man sieht Farben intensiver, hört Musik euphorisch. Aber auch »Horrortrips« sind möglich

unserem Gehirn gebildet werden. Nach einer Verletzung spüren wir daher zunächst keinen Schmerz; unsere Endorphine wirken.

Morphium und Heroin werden aus Opium hergestellt. Diese Substanzen wirken ebenfalls an den Opioidrezeptoren im Gehirn: Schmerzlinderung, Beruhigung, ein Gefühl des Wohlbefindens (Euphorie) und die Hemmung von Husten sind die Haupteffekte. Sie führen zur Sucht. In der Medizin werden sie heute hauptsächlich gegen starke Schmerzen und in abgewandelter Form als Hustenmittel eingesetzt.

Auch wenn wir hier einzelne Substanzen teilweise positiv beschreiben, so haben doch alle auch gefährliche, suchterzeugende Nebenwirkungen. In Deutschland verbietet das Betäubungsmittelgesetz Handel, Besitz und Anwendung von Drogen. Die Beschaffung setzt daher einen Kontakt zu kriminellen Personen voraus. Da man diese Substanzen nicht in der Apotheke kaufen kann, muss man auch mit zweifelhafter Herkunft und verunreinigten Beimengungen rechnen.

8

Gesichtsfeldausfälle – schlechtes Dämmerungssehen

Neben der zentralen Sehschärfe ist auch das Gesichtsfeld für gutes Sehen wichtig. Unser Sehen entsteht durch Lichteinfall auf die Sinneszellen der Netzhaut und die Weiterleitung dieser Informationen über Sehnerv und Sehbahn zur Sehrinde im Gehirn. Hier werden die Informationen zu Bildern. Die Netzhautmitte (Makula) hat eine besonders hohe Nervenzelldichte. Sie nimmt daher 80 % der Sehrinde ein. Informationslücken können von unserem Gehirn geschlossen werden. Daher bemerken Patienten Gesichtsfeldausfälle zum Teil erst sehr spät oder zufällig bei Routinekontrollen.

▪ Was ist das Gesichtsfeld?

Das Gesichtsfeld spielt bei der Orientierung im Raum eine entscheidende Rolle

Das Gesichtsfeld eines Auges ist der Teil des Raumes, den man in Ruhe und ohne Blickbewegungen sieht (◘ Abb. 9.1). Der größte Teil unseres Sehens spielt sich im zentralen Gesichtsfeld ab. Die Randbereiche unseres Gesichtsfeldes dienen der Orientierung im Raum und schützen uns im Alltag vor auftauchenden Gefahren, etwa im Straßenverkehr.

▪ Wie wird das Gesichtsfeld gemessen?

Die Gesichtsfelduntersuchung (Perimetrie) erlaubt eine genaue Aussage über Lage und Größe von Gesichtsfeldausfällen. Zur Gesichtsfeldprüfung stehen mehrere Messmethoden zur Verfügung.

Meist werden computergesteuerte Messgeräte (Perimeter) verwendet. Das Gesichtsfeld wird für beide Augen getrennt untersucht. Dabei sitzt der Patient vor einer Halbkugel und blickt fest auf einen Punkt im Zentrum. Das Perimeter bietet nun Lichtpunkte an verschiedenen Stellen der Halbkugel an. Erkennt der Prüfling sie, so soll er dies durch Knopfdruck signalisieren. Wird eine Prüfmarke nicht erkannt, so steigert der Computer ihre Helligkeit so lange, bis die Lichtmarke erkannt wurde. Die Mitarbeit des Patienten ist fürs Ergebnis entscheidend.

Für Gutachten und für Patienten, die mit dem computergesteuerten Messverfahren nicht zurechtkommen, wird das Goldmann-Perimeter verwendet. Der Patient blickt auch bei diesem Verfahren auf einen Fixpunkt. Es wird nun mit einem sich bewegenden Testpunkt, der sich von außen den Gesichtsfeldgrenzen nähert, festgestellt, wie groß das Gesichtsfeld für diesen – in Größe und Helligkeit gleichbleibenden – Lichtpunkt ist.

▪ Welche Erkrankungen führen zu Gesichtsfelddefekten?

Augenerkrankungen, aber auch Ausfälle im Bereich von Sehbahn und Sehrinde unseres Gehirns können zu Gesichtsfeldausfällen führen (◘ Abb. 9.2). Am Auge sind Linsentrübung (grauer Star), grüner Star (Glaukom), Netzhaut- und Sehnerverkrankungen die Hauptursachen für Gesichtsfeldausfälle. Beim grauen Star entsteht der Gesichtsfelddefekt durch reduzierten Lichteinfall auf die Netzhaut. Auch ein hängendes Oberlid (Ptosis) kann einen Gesichtsfelddefekt verursachen.

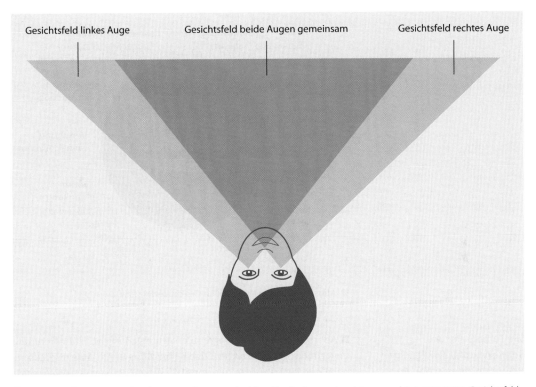

Gesichtsfeld linkes Auge   Gesichtsfeld beide Augen gemeinsam   Gesichtsfeld rechtes Auge

▢ Abb. 9.1 Alles, was wir mit unbewegten Augen und ruhiger Kopfhaltung sehen können, gehört zu unserem Gesichtsfeld. Beide Augen zusammen umfassen etwa ein Gesichtsfeld von 180 Grad in der Breite, 70 Grad nach unten und 60 Grad nach oben. Am äußeren Rand des Gesichtsfeldes kann man keine Muster und keine unbewegten Objekte mehr erkennen

Schlaganfall (Apoplex), Tumor oder Hirnblutung können Sehbahn und Sehrinde beeinträchtigen. Die Betroffenen bemerken Gesichtsfeldausfälle, Kopfschmerz, Schwindel. Da sich auf ihrem Weg durch das Gehirn die Nervenfasern beider Augen treffen und zum Teil auf die Gegenseite kreuzen, entstehen typische Gesichtsfelddefekte. Sie geben wichtige Hinweise auf den Ort der Erkrankung und führen so mithilfe bildgebender Verfahren (Computertomografie, Kernspintomografie) zur richtigen Diagnose.

Typische Gesichtsfeldausfälle geben wichtige Hinweise auf den Ort der Erkrankung

Entzündliche Veränderungen führen bei multipler Sklerose (MS) zu vorübergehenden plötzlichen Gesichtsfeldausfällen mit Sehverschlechterung, die sich meist jedoch wieder vollständig zurückbilden.

Ein Migräneanfall kann flimmernde Gesichtsfeldausfälle (Flimmerskotome) auslösen. Andere Ursachen für diese Beschwerden können Durchblutungsstörungen der Halsschlagader (Carotis) sein.

Flimmernde Gesichtsfeldausfälle sind typisch für Migräne

9.1   Der Tunnelblick – gefürchtet beim grünen Star

Beim grünen Star (Glaukom) kann es zu Gesichtsfeldausfällen kommen. Sie treten jedoch erst auf, wenn schon ein erheblicher Teil des Sehnervkopfes (Papille) geschädigt worden ist (»Tunnelblick«,

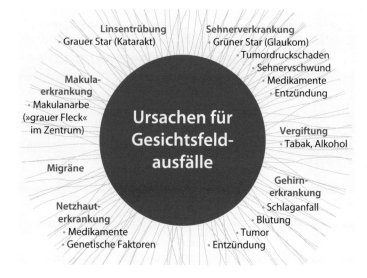

Linsentrübung
· Grauer Star (Katarakt)

Sehnerverkrankung
· Grüner Star (Glaukom)
· Tumordruckschaden
· Sehnervschwund
· Medikamente
· Entzündung

Makula-
erkrankung
· Makulanarbe
(»grauer Fleck«
im Zentrum)

Ursachen für Gesichtsfeld-ausfälle

Vergiftung
· Tabak, Alkohol

Migräne

Gehirn-
erkrankung
· Schlaganfall
· Blutung
· Tumor
· Entzündung

Netzhaut-
erkrankung
· Medikamente
· Genetische Faktoren

Abb. 9.2 Mögliche Ursachen für Gesichtsfeldausfälle

Die Tomografie des Sehnervkopfes (HRT) zeigt Veränderungen schon im Frühstadium

Abb. 9.3). Ziel der Vorsorgeuntersuchungen ist die Früherkennung des grünen Stars, die rechtzeitige Behandlung durch Augendrucksenkung mit Augentropfen und somit die Vermeidung von Gesichtsfeldausfällen. Eine regelmäßige Vermessung des Sehnervkopfes mit dem Tomografen (HRT) zeigt Veränderungen schon im Frühstadium und ist deshalb eine wichtige Ergänzung im Bereich der Vorsorge.

9.2 Der graue Fleck im Zentrum – Makulaerkrankung

Das Amsler-Gitter ist eine wichtige Methode, um zentrale Gesichtsfeldausfälle festzustellen

Sind überwiegend die Sinneszellen der Netzhautmitte (Zapfen) geschädigt, so sind zentrale Gesichtsfelddefekte die Folge. Genetisch bedingte Erkrankungen der Netzhautmitte, Durchblutungsstörungen (Makuladegeneration) oder Netzhautnarben führen zu solchen Ausfällen im Zentrum des Sehens.

Das Amsler-Gitter ist eine einfache und genaue Methode, um Gesichtsfeldausfälle in der Mitte festzustellen. Die häufigste Ursache für einen »grauen Fleck« im Zentrum des Sehens ist die Makuladegeneration, eine Erkrankung der Netzhautmitte. Sehverschlechterung, Verzerrtsehen (Metamorphopsie) und Farbsehstörungen sind Beschwerden, die auftreten können.

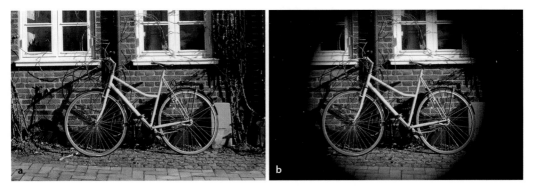

○ Abb. 9.3 Gesichtsfeldausfall. **a** Normales Bild, **b** »Tunnelblick« (Foto: shutterstock, Carsten Medom Madsen)

9.3 Retinopathia pigmentosa – genetisch bedingte Netzhauterkrankung

Bei manchen angeborenen Netzhauterkrankungen wie zum Beispiel der Retinopathia pigmentosa (RP) kommt es durch den langsam fortschreitenden Ausfall der Stäbchenfunktion zu diesen Gesichtsfeldausfällen.

- **Welche Folgen haben genetisch bedingte Störungen der Sinneszellfunktion?**

In der Netzhaut des Auges befinden sich die für das Sehen notwendigen Sinneszellen (Zapfen und Stäbchen). Sie werden von der Farbzellschicht (Pigmentepithel) versorgt. Die Retinopathia pigmentosa ist eine genetisch bedingte Erkrankung, bei der diese Sehzellen und die Funktion der Farbzellschicht langsam fortschreitend zerstört werden. Ursache dieser Erkrankung ist meist ein Gendefekt; die Veränderung im Erbgut kann familiär bedingt sein oder durch Zufall neu entstehen.

Sowohl Zapfen als auch Stäbchen sind betroffen. Der Schaden im Stäbchensystem überwiegt jedoch. Die Patienten bemerken Nachtblindheit, langsam nachlassende Sehkraft, Einschränkung des Gesichtsfeldes bis hin zum »Flintenrohr-Gesichtsfeld«. Bei der Augenuntersuchung findet man die typischen, Knochenkörperchen ähnelnden Farbstoffeinlagerungen in den äußeren Netzhautbereichen, Gefäßverengungen und einen blassen Sehnervkopf (○ Abb. 9.4).

> Patienten mit Retinopathia pigmentosa bemerken Nachtblindheit und Gesichtsfeldausfälle

Sehr selten sind angeborene Erkrankungen, bei denen es zum Untergang aller Sinneszellen (Stäbchen-Zapfen-Dystrophie) kommt. Man findet ausgeprägte Veränderungen im Bereich der gesamten Netzhaut. Die Betroffenen werden blind geboren oder erblinden innerhalb der ersten Lebensjahre. Die Erkrankung ist häufig kombiniert mit Augenzittern (Nystagmus) und erhöhter Blendempfindlichkeit.

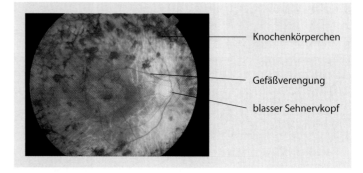

Abb. 9.4 Retinopathia pigmentosa mit den typischen dunklen Pigment-klumpen in den Randbereichen der Netzhaut (Foto: shutterstock, Carsten Medom Madsen)

Das Elektroretinogramm (ERG) prüft die Netzhautfunktion

■ **Welche Untersuchungsmethoden zur Früherkennung gibt es?**
Das ERG (Elektroretinogramm) ist die Untersuchung, mit der man frühzeitig Veränderungen der Netzhautfunktion feststellen kann, manchmal noch bevor die Betroffenen Beschwerden haben oder für den Augenarzt Veränderungen erkennbar sind. Bei dieser Untersuchung wird gezielt die Funktion der Sinneszellen geprüft. Über eine Hornhautelektrode wird die Wirkung von Lichtreizen auf die Netzhaut gemessen. Mithilfe dieser Methode lässt sich erkennen, welche Sinneszellen – Zapfen oder Stäbchen – von einer Erkrankung betroffen sind. (► Zukünftiges: Mit einem Mikrochip sehen – wie funktioniert das?)

Zukünftiges: Mit einem Mikrochip sehen – wie funktioniert das?

Sind die Sehzellen unserer Augen durch Netzhauterkrankungen zerstört worden, dann sind die Betroffenen blind. Zahlreiche Forschungsteams weltweit suchen nach Hilfen für die Betroffenen. Ein Forschungsansatz ist der Mikrochip. Er wird operativ in die Netzhaut eingesetzt und wandelt einfallendes Licht in elektrische Impulse um. Aktuelle Chips enthalten 1.500 Fotozellen und Schaltkreise zur Verstärkung und Helligkeitsanpassung. Energielieferant ist ein Netzteil, das um den Hals getragen wird. Ein Draht, der durch die Wand des Augapfels

verlegt werden muss, ist zurzeit noch erforderlich. An drahtlosen Systemen wird geforscht.

Andere Forscherteams verwenden eine Kamera, die von den Betroffenen in einem Brillengestell getragen wird. Sie wandelt Bilder in Netzhautreize um, die an einen Chip weitergeleitet werden, der vor der Netzhaut liegt.

Beide Systeme sind nur sinnvoll, wenn Sehnerv und Sehrinde (im Gehirn) gesund sind. Bei Blindheit durch Schädigung der Sehrinde (nach Schlaganfall) oder durch Schäden am Sehnerv, zum Beispiel

beim Glaukom, ist der Mikrochip nicht geeignet. Der Chip ermöglicht im günstigsten Fall eine Sehschärfe von 6 %, d. h. Gesichter werden erkannt und große Schrift kann mit zusätzlichem Einsatz von Lupen gelesen werden. Er wird hauptsächlich bei Patienten mit schwerster Sehbehinderung bei Retinopathia pigmentosa oder Makuladegeneration eingesetzt. Über den aktuellen Stand der Entwicklung können sich Betroffene am besten über die jeweiligen Selbsthilfegruppen (z. B. Pro-Retina) informieren.

9.4 Diagnose: Schlaganfall

■ **Wie entsteht ein Schlaganfall (Apoplex)?**

Durchblutungsstörung (Ischämie) und Hirnblutung sind die Hauptursachen für einen Schlaganfall. Risikofaktoren für Durchblutungsstörungen sind Arteriosklerose, Bluthochdruck, Herzrhythmusstörungen und eine Verengung der Halsschlagader (Carotisstenose). Die Hirnblutung entsteht meist durch Bluthochdruck und Blutgefäßaussackung (Aneurysma).

> Durchblutungsstörung und Blutung sind die Hauptursachen für einen Schlaganfall

■ **Welche Beschwerden macht ein Schlaganfall?**

Je nach Lage der Durchblutungsstörung im Gehirn können folgende Beschwerden auftreten: Halbseitenlähmung (Hemiplegie), Sprachstörungen, Kribbeln in einer Körperhälfte, Schluckstörungen, Schwindel, Bewusstseins- und Sehstörungen.

■ **Welche Fragen sind bei unklaren Sehstörungen wichtig?**
— Sind die Beschwerden ein- oder beidseitig?
— Traten die Beschwerden plötzlich oder allmählich auf?
— Halten die Beschwerden an, oder waren sie vorübergehend?
— Bestehen Kopfschmerzen?
— Traten Begleitsymptome wie Kribbeln in einer Körperhälfte auf?

Bei den Sehstörungen stehen die vorübergehende Erblindung (Amaurosis fugax) und Gesichtsfeldausfälle im Vordergrund. Hierbei können Gesichtsfeldausfälle auch in Form von Flimmerbildern vorkommen. Anhand der Ausdehnung eines Gesichtsfelddefektes lassen sich Rückschlüsse auf die genaue Lage der Veränderung ziehen, die zur Unterbrechung des Weges der Sehinformation führt.

■ **Wie entsteht ein Halbseitenausfall (Hemianopsie) im Gesichtsfeld?**

Durchblutungsstörung, Hirntumor oder Blutung können zum halbseitigen Gesichtsfeldausfall führen. Bei dem Halbseitenausfall (Hemianopsie) sieht der Betroffene mit beiden Augen nur die Hälfte des Gesichtsfeldes (◘ Abb. 9.5). Er kann so zum Beispiel auch nur die Hälfte der Sehprobenzeichen erkennen. Die Sehschärfe kann dabei vollständig erhalten sein.

Beim »Scheuklappenphänomen« ist beidseits die Schläfenseite betroffen. Weitaus häufiger kommt es aber zum beidseitigen Ausfall der rechten oder linken Gesichtsfeldseite. Man spricht hier vom homonymen Ausfall.

> Beim Halbseitenausfall sieht der Betroffene nur die Hälfte des Gesichtsfeldes

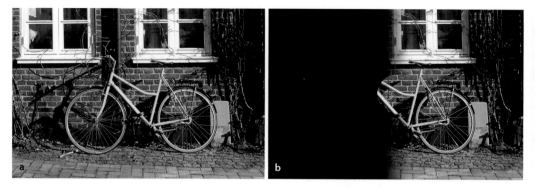

☐ **Abb. 9.5** Gesichtsfeldausfall. **a** Normales Bild, **b** Halbseitenausfall (Foto: shutterstock, Carsten Medom Madsen)

> **Tipp**
>
> Fahrtauglichkeit: Ein vollständiges Gesichtsfeld ist besonders für die Teilnahme am Straßenverkehr wichtig. Bei Gesichtsfeldausfällen sollten sich die Betroffenen an ihren Augenarzt wenden und im Zweifelsfall durch ein Gutachten klären lassen, ob eine Fahrtauglichkeit vorliegt oder nicht

Auch vorübergehende Gesichtsfeldausfälle sollten sofort auf einer speziellen Schlaganfalleinheit (Stroke Unit) untersucht werden

■ **Welchen Stellenwert haben vorübergehende Sehstörungen?**
Eine vorübergehende Durchblutungsstörung (Ischämie) im Gehirn nennt man transitorische ischämische Attacke (TIA). Kurzfristig treten ähnliche Beschwerden wie beim Schlaganfall (Apoplex) auf. Diese bilden sich aber spätestens nach 1 Tag wieder zurück. Auch wenn sich die Beschwerden schon nach 10 min wieder zurückbilden, darf diese »Warnung« nicht unbeachtet bleiben, und die Betroffenen müssen sofort auf einer spezialisierten Schlaganfalleinheit (Stroke Unit) untersucht werden. Unbehandelt erleiden 10–30 % der Patienten später einen Schlaganfall, daher ist die vorbeugende Behandlung in diesen Fällen besonders wichtig.

❶ **Achtung**
Jede Sehstörung muss sofort abgeklärt werden.

■ **Schlaganfall – wie sichert der Arzt die Diagnose?**
Bildgebende Verfahren (Computertomografie und Kernspintomografie) vom Kopf sind für die Diagnostik entscheidend. Beim Schlaganfall erkennt man so genau Lage und Ausmaß der Durchblutungsstörung oder Blutung.

■ **Welche Risikofaktoren für Durchblutungsstörungen kennen wir?**
━ Bluthochdruck
━ erhöhte Blutfette (Cholesterin)

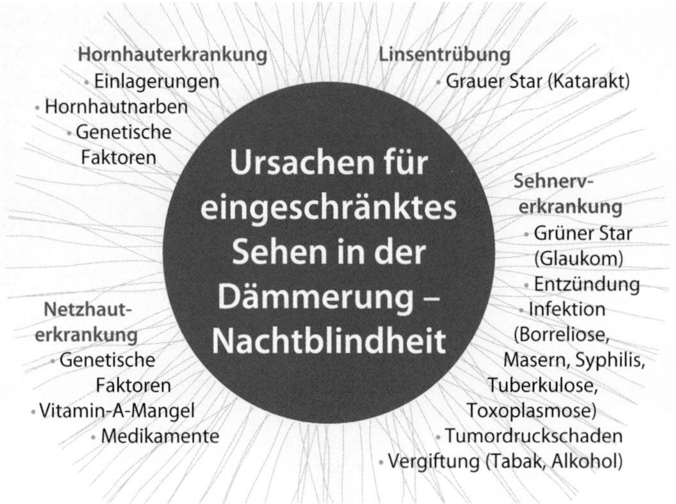
Hornhauterkrankung
• Einlagerungen
• Hornhautnarben
• Genetische Faktoren
Linsentrübung
• Grauer Star (Katarakt)
Ursachen für eingeschränktes Sehen in der Dämmerung – Nachtblindheit
Sehnerv-erkrankung
• Grüner Star (Glaukom)
• Entzündung
• Infektion (Borreliose, Masern, Syphilis, Tuberkulose, Toxoplasmose)
• Tumordruckschaden
• Vergiftung (Tabak, Alkohol)
Netzhaut-erkrankung
• Genetische Faktoren
• Vitamin-A-Mangel
• Medikamente

Abb. 9.6 Mögliche Ursachen für eingeschränktes Dämmerungssehen (Nachtblindheit)

- Nikotin (Rauchen)
- starker Alkoholkonsum
- Hormonmedikamente (Pille)

9.5 Schlechtes Dämmerungssehen – Nachtblindheit

Das Sehpigment (Rhodopsin) ist für das Dämmerungssehen wichtig

Unser Dämmerungssehen hängt entscheidend von gut funktionierenden Sehzellen in den Randbereichen unserer Netzhaut ab. Hier im äußeren Bereich der Netzhaut überwiegen die Stäbchen. Sie enthalten das Sehpigment (Rhodopsin), das für das Dämmerungssehen wichtig ist. Fallen sie aus (wie bei der genetisch bedingten Retinopathia pigmentosa, Abb. 9.6), so kommt es zum eingeschränkten Dämmerungssehen und in Extremfall zur Nachtblindheit.

Eine klare Hornhaut und Augenlinse sind für das Dämmerungssehen genauso wichtig wie eine gesunde Netzhaut. Hornhautveränderungen und Linsentrübung (grauer Star) können zu schlechtem Sehen bei Dämmerung führen.

Eine Sehnervschädigung kann sowohl zur Nachtblindheit als auch zum gestörten Farbensehen führen. Mögliche Ursachen sind: Entzündungen, Verletzungen, andere Augenkrankheiten, Infektionen (Borreliose, Masern, Tuberkulose, Syphilis, Toxoplasmose) und Vergiftungen.

Schielen – Lähmungen – Doppelbilder

10.1 Mein Kind schielt – wenn die Sehschule wichtig wird

▪ **Wie entsteht eine Sehschwäche (Amblyopie)?**

Die ersten Lebensjahre sind fürs spätere Sehen entscheidend

Wir werden nicht mit voller Sehschärfe geboren. Erst im Laufe unserer ersten Lebensjahre entwickelt sie sich. Liefert ein Auge in dieser Entwicklungsphase keine gleichwertigen Informationen ans Gehirn, weil zum Beispiel ein Schielen oder eine einseitige Fehlsichtigkeit vorliegt, dann kann sich das Sehen auf diesem benachteiligten Auge nicht voll ausbilden, eine Sehschwäche (Amblyopie) entsteht. Diese Phase unseres Lebens ist daher fürs spätere Sehen entscheidend.

▪ **Folgeschielen – was ist, wenn andere Augenkrankheiten Ursache für das Schielen sind?**

Beim Folgeschielen sind Augenerkrankungen die Ursache für die Augenfehlstellung

Sind andere Augenerkrankungen die Ursache für die Augenfehlstellung, so handelt es sich um ein Folgeschielen. Es kommt häufig bei Augenerkrankungen mit einseitiger Sehverschlechterung vor. Das schlechtere Auge weicht dann meist nach außen ab. Bei allen Augenfehlstellungen sollte die Untersuchung beim Augenarzt frühzeitig erfolgen, damit durch rechtzeitige Behandlung ein möglichst gutes Sehen erreicht werden kann. In seltenen Fällen sind auch schwere Augenerkrankungen (Tumoren, Netzhautablösung, Entzündungen, Gefäßerkrankungen) die Ursache für eine einseitige Sehverschlechterung und ein Folgeschielen. Daher gilt: Eine gründliche Augenuntersuchung sollte in jedem Fall erfolgen, bei schielenden Kindern ist sie Pflicht.

▪ **Welche Augenfehlstellungen gibt es, und was ist der Unterschied zwischen Begleit- und Lähmungsschielen?**

6 % unserer Bevölkerung haben eine Augenfehlstellung, sie schielen. Eine Augenfehlstellung liegt vor, wenn ein Auge auf ein Objekt blickt, während das andere Augen von der Zielrichtung abweicht. Der Augenarzt kann durch Prüfung der Augenstellung in den verschiedenen Blickrichtungen erkennen, welche Ursache die Fehlstellung hat.

Beim Begleitschielen bleibt der Grad der Abweichung in allen Blickrichtungen gleich

Augenfehlstellungen kommen als Begleitschielen oder bei Augenmuskellähmungen vor. Bei der genauen Untersuchung zeigt sich, welche Form der Augenfehlstellung im Einzelfall vorliegt. Bleibt der Grad der Abweichung in allen Blickrichtungen gleich, so handelt es sich um ein Begleitschielen; verändert sich der Grad der Abweichung je nach Blickrichtung, so handelt es sich meist um ein Lähmungsschielen. Für die Behandlung ist das entscheidend.

▪ **Der volle 3-D-Genuss im Kino – wie entsteht räumliches Sehen?**

Gerade im Zeitalter der 3-D-Filme ist gutes räumliches Sehen wichtig. Nur bei uneingeschränkt ausgebildetem räumlichem Sehen mit beidäugiger Tiefenwahrnehmung ist ein voller 3-D-Genuss möglich. Wer also im Kino eine 3-D-Brille aufsetzt und dann eher schlechter sieht als besser, der hat kein Stereosehen. Man kann dies als Erwachsener auch nicht mehr erlernen oder trainieren. Es entsteht in den ersten Jahren unseres Lebens und auch nur dann, wenn man mit beiden Augen gemeinsam gleich gut sieht (Simultansehen). Zusätzlich müssen die Bilder beider Augen vom Gehirn zu einem Bild verschmolzen werden (Fusion), damit der Eindruck räumlicher Tiefe (Stereosehen) entstehen kann. Geringe Störungen haben ein eingeschränktes räumliches Sehen zur Folge.

Im Alltag spielt Stereosehen nur eine untergeordnete Rolle, weil wir aufgrund unserer Erfahrung Abstände sehr gut einschätzen können und auch beim Betrachten eines Fotos oder einer perspektivischen Zeichnung unwillkürlich eine räumliche Vorstellung (Vordergrund, Hintergrund) entwickeln.

- **Für welche Berufe benötigt man ein voll ausgebildetes räumliches Sehen?**
- Werkzeugmacher
- Uhrmacher
- Pilot
- Busfahrer
- Taxifahrer
- Lokomotivführer

- **Welche Folgen kann das kindliche Schielen haben?**

Das kindliche Begleitschielen hat sowohl einen kosmetischen als auch einen funktionellen Aspekt, da bei einseitig betontem Schielen das schielende Auge eine Sehschwäche (Amblyopie) entwickeln kann. Das Ziel der Behandlung ist es, das zu verhindern. Die genaue Ursache des Begleitschielens ist nicht bekannt. Es handelt sich um eine Störung beim Zusammenspiel beider Augen. Die getrennt wahrgenommenen Bilder beider Augen können dabei nicht zu einem gemeinsamen Bild zusammengefügt (fusioniert) werden.

Manchmal weicht dabei ein Auge zeitweise nach oben ab, man spricht dann von einem Höhenschielen. Auch ein Augenzittern (Nystagmus) und eine auffällige Kopfhaltung können auftreten. Nicht auskorrigierte Weitsichtigkeit begünstigt das Auftreten eines Schielens, daher ist die Korrektur mit der optimalen Brille bei der Schielbehandlung besonders wichtig.

Eine nicht auskorrigierte Weitsichtigkeit begünstigt das Auftreten eines Schielens

- **Warum ist die Augenpflasterbehandlung (Okklusionstherapie) so wichtig?**

Eine einseitige Sehschwäche behandelt man mit dem Augenpflaster. Ziel dieser Behandlung ist es, das Auge mit der schlechteren Sehschärfe zu verbessern und beidäugiges Sehen zu fördern. Dazu wird das bessere Auge stundenweise mit einem Augenpflaster abgeklebt.

Es ist zum Teil sehr schwierig, konsequent eine Pflasterbehandlung durchzuführen. Auch wenn diese Behandlung Eltern und be-

Die Pflasterbehandlung ist die wirksamste Methode, um eine Sehschwäche zu verhindern

troffenen Kindern meist nicht leichtfällt, ist sie doch die wirksamste Methode, um eine spätere Sehschwäche zu verhindern.

In seltenen Ausnahmefällen, wenn eine Pflasterbehandlung von Eltern und Kindern als zu belastend empfunden wird oder wenn ein Augenzittern (Nystagmus) vorliegt, kann man durch Pupillenerweiterung mit Atropintropfen das bessere Auge schwächen, man nennt das Penalisation.

- ▪ **Wann bekommt ein Kind eine zweigeteilte Brille, d. h. eine zusätzliche Korrektur für das Nahsehen?**

Um gutes Sehen auch in der Nähe zu erreichen, verändern wir mithilfe unserer Ziliarmuskeln die Brechkraft unserer Augenlinse: Wir akkommodieren. Dieser Vorgang wird von unserem Gehirn gesteuert. Wird eine vorhandene Weitsichtigkeit nicht auskorrigiert, so müssen sich unsere Augen bei der Naheinstellung zusätzlich anstrengen. Dies kann zu Beschwerden führen, daher ist die richtige Brille zur Entlastung der Augen so wichtig.

Ein zusätzlicher Leseteil in der Brille entlastet die Augen bei der Naheinstellung

Ein zusätzlicher Leseteil in der Kinderbrille ist immer dann sinnvoll, wenn sich das Schielen bei der Naheinstellung (Akkommodation) verstärkt. Eine vorhandene Weitsichtigkeit muss in diesem Fall voll auskorrigiert werden. Der Leseteil in der Brille entlastet zusätzlich, so wird entspanntes Sehen fern und nah möglich.

- ▪ **Manchmal werden Augentropfen zur Brillenbestimmung eingesetzt – warum?**

Kinder können ihre Augen extrem anstrengen

Die Fähigkeit des Muskelspiels (Akkommodation) ist bei Kindern und Jugendlichen sehr groß, sie können ihre Augen extrem anstrengen. Untersucht man die Augen in entspanntem Zustand, so kann auch eine Weitsichtigkeit, die sonst möglicherweise unentdeckt bliebe, festgestellt werden. Atropin und Cyclopentolat sind spezielle Augentropfen, die den Ziliarmuskel lähmen; es kommt dabei zur Augenentspannung und Pupillenerweiterung.

Atropin-Augentropfen sind das stärkste Mittel zur vorübergehenden Lähmung des Ziliarmuskels (Zykloplegie). Sie werden 2-mal im Abstand von 1 Stunde getropft. Ihre Wirkung hält anschließend aber noch 1 Woche an, daher verwendet man sie fast nur bei Kindern, die jünger als 2 Jahre sind. Diese Augentropfen werden aus der Tollkirsche gewonnen. Bei richtiger Anwendung treten kaum Nebenwirkungen auf. Gelegentlich kommt es zu Gesichtsrötung, Mundtrockenheit und Herzrasen. Grundsätzlich ist Atropin jedoch hochgiftig und darf auf keinen Fall in Kinderhände gelangen.

Ältere Kinder und Erwachsene werden mit Cyclopentolat-Augentropfen untersucht. Sie werden 3-mal im Abstand von 10 min getropft. Anschließend wartet man noch ungefähr 30 min die volle Wirkung ab und misst dann die Brillenwerte der Augen (Refraktion) aus. Cyclopentolat wirkt ähnlich wie Atropin. Es hat aber eine deutlich kürzere Wirkdauer (2 Tage) und wird daher bei älteren Kindern, Jugendlichen und manchmal auch bei Erwachsenen mit ausgeprägtem Muskelspiel (Akkommodation) verwendet.

❶ Achtung

Atropin-Augentropfen sind hochgiftig und müssen für Kinder unzugänglich aufbewahrt werden.

■ **Was wird in der Sehschule untersucht?**

Innerhalb von Augenarztpraxen und Augenkliniken gibt es meist eine Mitarbeiterin, die sich auf die Erkennung und Behandlung von Augenfehlstellungen spezialisiert hat, die Orthoptistin. Sie arbeitet in der Sehschule und prüft neben Sehschärfe, Augenstellung und Beweglichkeit auch das beidäugige Sehen. Auch die Sehschwäche (Amblyopie) wird hier behandelt.

Von beidäugigem Sehen spricht man, wenn die Bilder beider Augen zu einem Bild zusammengesetzt werden können. Für unsere Sehqualität ist das sehr wichtig. Mit verschiedenen Tests kann man den Grad der Ausprägung prüfen. Ist das räumliche Sehen voll ausgebildet, so bezeichnet man dies als Stereosehen.

■ **Warum alle Kinder, auch die, bei denen kein Schielen zu sehen ist, zwischen dem 2. und 3. Lebensjahr beim Augenarzt untersucht werden sollten – was ist ein Mikroschielen?**

Eine sehr geringe Abweichung vom Parallelstand der Augen nennt man Mikroschielen. Bei jedem 5. Kind mit Innenschielen findet man diese Schielform. Ohne Augenuntersuchung ist dieses Mikroschielen meist nicht erkennbar, daher wird es häufig spät festgestellt. Eine einseitige Sehschwäche ist dann die Folge.

> Vorsorgeuntersuchung: für alle Kinder zwischen dem 2. und 3. Lebensjahr

■ **Was ist ein Spätschielen?**

Das späte Auftreten eines Schielens, wenn die Entwicklung des räumlichen Sehens schon abgeschlossen ist, nennt man Spätschielen. Das räumliche Sehen ist eine sehr störanfällige Leistung unseres Gehirns. Wird es durch ein neu aufgetretenes Schielen nicht mehr genutzt, so geht es verloren. Diese Kinder müssen daher rasch operiert werden, um den ursprünglichen Parallelstand wiederherzustellen; nur dann bleibt das räumliche Sehen erhalten.

■ **Was wird bei der Schieloperation genau gemacht?**

Ziel der Operation ist es, die Augen gerade zu stellen. Man erreicht dies durch die Verlagerung der Augenmuskeln (◻ Abb. 10.1). Da jeder Muskel einen Gegenspieler hat, muss man fast immer an 2 Muskeln operieren: Ein Muskel wird rückgelagert, der andere verkürzt. Eine genaue Dosierung ist für das Ergebnis entscheidend. Je größer der Grad der Abweichung ist, desto mehr muss man rücklagern und verkürzen. Insgesamt hat der Mensch 6 äußere Muskeln pro Auge.

Die Schieloperation erfolgt in Vollnarkose. Anschließend bekommt das operierte Auge einen Verband, der am nächsten Mor-

> Bei der Schieloperation werden die Augenmuskeln verlagert

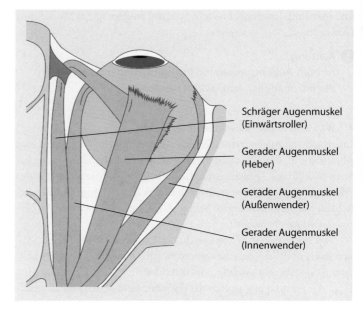

Schräger Augenmuskel
(Einwärtsroller)

Gerader Augenmuskel
(Heber)

Gerader Augenmuskel
(Außenwender)

Gerader Augenmuskel
(Innenwender)

☐ Abb. 10.1 Äußere Augenmuskulatur: Unsere Augenmuskeln bewegen die Augen in alle Blickrichtungen. Bei der Schieloperation wird die äußere Augenmuskulatur verlagert, Fehlstellungen können so korrigiert werden

gen abgenommen wird. Nach der Operation sind leichte Rötung und Schwellung des betroffenen Auges völlig normal. Diese bilden sich innerhalb von 2 Wochen unter Behandlung mit einer entzündungshemmenden Augensalbe (Antibiotikum) wieder zurück. Regelmäßige Kontrollen beim Augenarzt und in der Sehschule sind auch nach der Operation wichtig.

- **Wie entstehen Doppelbilder, Verschwommensehen und Kopfschmerz beim versteckten Schielen (Heterophorie)?**

Die meisten Menschen erreichen einen Parallelstand ihrer Augen nur durch Anstrengung ihrer Augenmuskeln. Dadurch werden die beiden Bilder unserer Augen zu einem Bild zusammengefügt, man nennt das Fusion. Schlafmangel, Stress und Alkoholkonsum können dazu führen, dass unsere Augenmuskeln die Fusion nicht mehr schaffen. Die Folgen: Doppelbilder, Kopfschmerz, Verschwommensehen (asthenopische Beschwerden).

Verstecktes Schielen (Heterophorie) lässt sich durch wechselseitiges Abdecken der Augen feststellen, da man hierbei die Fusion unterbricht. Ein leichtes verstecktes Schielen bedarf meist keiner zusätzlichen Behandlung; mit der richtigen Brille sind die Betroffenen beschwerdefrei. Bleiben die Beschwerden trotz optimaler Brillenkorrektur bestehen, dann kann man mithilfe prismatischer Brillengläser Doppelbilder verhindern. Gelegentlich kann eine Schieloperation erforderlich werden.

■ **Was ist Augenzittern (Nystagmus)?**

Beim Augenzittern kommt es zu beidseitigen, rhythmischen, unwillkürlichen Augenbewegungen. Als Ursache kommen angeborene Augenerkrankungen (Netzhautveränderungen, Linsen- und Hornhauttrübung), eine Schädigung bei der Geburt, Durchblutungsstörungen, Entzündungen und Tumorbildung im Gehirn infrage. Auch Medikamente und Drogen können ein Augenzittern auslösen.

Ein Augenzittern kann auch versteckt (latent) vorliegen, es wird dann nur beim Abdecken eines Auges sichtbar. Die Sehschärfenprüfung sollte bei diesen Patienten mit beiden Augen gleichzeitig erfolgen, da sich das Augenzittern beim Abdecken eines Auges verstärkt. Die Behandlung einer Sehschwäche (Amblyopie) darf bei Patienten mit Augenzittern daher nicht mit dem Augenpflaster, sondern nur mit Augentropfen oder Folie erfolgen.

■ **Wie entsteht Schwindel?**

Die unangenehme Empfindung »Mir ist schwindelig« umfasst neben den Schwindelerkrankungen – man unterscheidet zwischen Dreh- und Schwankschwindel – auch jene Störungen, die fachlich nicht als Schwindel bezeichnet werden. Hierzu zählen Missempfindungen durch Schielen und eine zu starke oder zu schwache Brille, aber auch das Unwohlsein bei Herzschwäche oder Herzrhythmusstörungen.

Man unterscheidet zwischen Dreh- und Schwankschwindel

Obwohl Schwindel ein häufiges Beschwerdebild ist, gibt es leider kaum auf diese Erkrankung spezialisierte Einrichtungen, in denen verschiedene Fachrichtungen (HNO-Ärzte, Neurologen, Kardiologen und Augenärzte) unter einem Dach zusammenarbeiten. Die Universitätskliniken Essen und München gehen hier mit gutem Beispiel voran. Viele betroffene Patienten müssen »von Pontius zu Pilatus laufen«, bis ihre Beschwerden gezielt behandelt werden.

Der eigentliche Schwindel (Vertigo) entsteht durch die fehlende Übereinstimmung von visueller Information und Innenohrinformation, die Auge und Ohr ans Gehirn weiterleiten. In unserem Innenohr befindet sich das Gleichgewichtsorgan: die Bogengänge. Sie sind dreidimensional angeordnet und enthalten Sinneszellen, die die genaue Position unseres Kopfes im Raum ermitteln. Unsere Augen liefern zeitgleich Bilder ans Gehirn. Schwindel entsteht dann, wenn die visuelle Information nicht mit der Lageinformation übereinstimmt. Uns wird bei der Achterbahnfahrt schwindelig, weil wir unnatürlich schnell bewegt werden; uns fehlt ein Fixpunkt.

Beim 3-D-Kino wird dieser Effekt umgekehrt. Hier entsteht Schwindel durch die extrem schnelle Bildfolge der 3-D-Bilder, die uns eine eigene Bewegung vorgaukeln, obwohl wir im Kinosessel sitzen. Ist die Illusion perfekt, entsteht Schwindel. Das Auftreten von Schwindel bei der Achterbahnfahrt oder im 3-D-Kino ist also ein Zeichen für ein intaktes Gleichgewichtsorgan und kein Grund zur Besorgnis.

■ **Welche krankhaften Ursachen kann Schwindel (Vertigo) haben?**

Erkrankungen (Entzündungen, Verletzungen, Durchblutungsstörungen) des Gleichgewichtsorgans im Innenohr führen zu Schwindel und zu »schwankenden Bildern«, der sogenannten Oszillopsie. Bei der multiplen Sklerose kann es ebenfalls zu Schwindel und zur Oszillopsie kommen; hier sind krankhafte Veränderungen im Gehirn die Ursache. Schwindel kann auch durch manche Formen von Migräne verursacht werden.

■ **Die Menièresche Krankheit – Schwindel (Vertigo), Schwerhörigkeit und Ohrgeräusche (Tinnitus)**

Schwindel, Schwerhörigkeit und Ohrgeräusche: die Menièresche Krankheit

Das gleichzeitige Auftreten von Schwindel, Schwerhörigkeit und Ohrgeräuschen ist typisch für die Menièresche Krankheit. Auch ein zusätzliches Augenzittern (Nystagmus) kommt vor.

Unser äußeres Ohr (Ohrmuschel, äußerer Gehörgang) leitet die ankommenden Schallwellen zum Trommelfell weiter. Über die Gehörknöchelchen der Paukenhöhle (Hammer, Amboss und Steigbügel) im Mittelohr wird der Schall verstärkt und gelangt zum Innenohr. Hier ist die Hörschnecke für unser Hören zuständig. Membranschwingungen führen über Flüssigkeitsverschiebungen im Innenohr zur Anregung der Hörzellen. Sie sind so angeordnet, dass wir an verschiedenen Orten der Hörschnecke unterschiedliche Tonhöhen wahrnehmen.

Bei der Menièreschen Krankheit kommt es durch eine Druckerhöhung im Bereich des Flüssigkeitssystems im Innenohr zu Störungen. Zuerst ist dabei meist die Spitze der Hörschnecke betroffen; sie ist für die tiefen Töne zuständig. Die Folge: Tiefe Töne werden schlechter gehört. Die Betroffenen empfinden das Hören auf dem betroffenen Ohr als höher.

Durchblutungsfördernde Medikamente, wie beispielsweise das Betahistin, und ein Training für das Gleichgewichtsorgan (mehrmals täglich auf einem geraden Strich entlanggehen oder Golf spielen) haben sich bewährt.

10.2 Lästige Doppelbilder: spontan oder nach Verletzung?

■ **Welche Ursachen kann ein Doppelbild auf einem Auge haben?**

Doppelbilder können auf einem Auge oder beim beidäugigen Sehen entstehen. Ernste Ursachen sind möglich, daher sollten Patienten mit Doppelbildern immer zeitnah untersucht werden.

Besteht das Doppelbild nur auf einem Auge, so bleibt es bestehen, wenn das Partnerauge abgedeckt wird. Mögliche Ursachen sind Linsentrübung (Katarakt), Stabsichtigkeit (Astigmatismus), Erkrankungen der Netzhautmitte (Makula), Migräne, Gehirnveränderungen (multiple Sklerose) und Vergiftungen (■ Abb. 10.2).

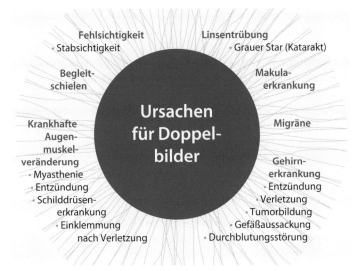

☐ Abb. 10.2 Mögliche Ursachen für Doppelbilder

■ **Wie kommt es zu Doppelbildern beim beidäugigen Sehen?**

Ein Doppelbild kann durch Fehlstellung eines Auges beim beidäugigen Sehen entstehen. In diesem Fall treffen die Sehachsen beider Augen nicht zusammen, es entstehen 2 Bilder. Wir können unser Sehen aber durch Gedächtnisleistung so steuern, dass auch bei geöffneten Augen ein Bild unterdrückt wird, um störende Doppelbilder zu vermeiden. Gelingt dies nicht, so sehen die Betroffenen doppelt.

Doppelbilder werden von den Betroffenen nicht nur als störend empfunden, sie verunsichern im Alltag und können Ängste auslösen. Beim Lähmungsschielen treten sie meist plötzlich auf.

> **Beim Lähmungsschielen treten plötzlich Doppelbilder auf**

■ **Welche Ursachen kann ein Lähmungsschielen haben?**

Kommt es zu einer Nervenschädigung im Verlauf des Nervs, seinem Kerngebiet im Gehirn oder direkt am zu versorgenden Muskel, so ist eine Muskellähmung die Folge. Durch die Untersuchung der Augenbeweglichkeit (Motilität) kann der erfahrene Augenarzt leicht feststellen, welcher Muskel gelähmt ist.

Doppelbilder können durch Lähmung einer oder mehrerer Augenmuskeln entstehen. Bei der Lähmung eines der Hirnnerven treten typische Einschränkungen der Augenbeweglichkeit in bestimmten Blickrichtungen auf. Patienten mit Lähmungsschielen gleichen Ausfälle durch typische Kopfhaltungen zur Vermeidung von Doppelbildern aus.

■ **Wie erkennt der Augenarzt eine Augenmuskellähmung?**

Mithilfe einer Untersuchungslampe wird der Blick in alle 6 Blickrichtungen geprüft. Dabei wird der Hornhautreflex, den die Untersuchungslampe auf die Hornhaut wirft, beobachtet. Verschiebt sich der Hornhautreflex, so ist das ein Hinweis auf eine Lähmung.

■   **Welches typische Beschwerdebild entsteht bei der Lähmung des 6. Hirnnervs? Welche Ursachen kann sie haben?**

Bei der Abduzenslähmung kann das betroffene Auge nur eingeschränkt nach außen bewegt werden

Eine Lähmung des 6. Hirnnervs (Abduzens) führt dazu, dass das betroffene Auge plötzlich nur noch wenig nach außen bewegt werden kann. Doppelbilder beim Blick in diese Richtung sind die Folge. Die häufigste Ursache dieser Augenmuskellähmung sind Durchblutungsstörungen bei Zuckerkrankheit (Diabetes mellitus). Sie kann aber in seltenen Fällen auch Folge von erhöhtem Hirndruck bei Hirntumor sein.

■   **Der 4. Hirnnerv ist gelähmt – welche Folgen hat das?**

Ist der 4. Hirnnerv (Trochlearis) gelähmt, so fällt der Betroffene seinen Angehörigen dadurch auf, dass er seinen Kopf auf eine Seite neigt. Bewegt der Arzt bei der Untersuchung den Patientenkopf abwechselnd nach rechts und links, wird die Lähmung deutlich: Das betroffene Auge weicht bei Neigung nach oben ab. Schädelverletzung, Hirntumor und die Aussackung an einem Hirngefäß (Aneurysma) sind mögliche Ursachen. Durch neurologische Untersuchung und bildgebende Verfahren (Computertomografie, Kernspintomografie) muss die Ursache für diese Lähmung gefunden werden.

■   **Wann besteht bei einer Lähmung des 3. Hirnnervs Lebensgefahr?**

Bei der Lähmung des 3. Hirnnervs verhindert ein hängendes Oberlid die Entstehung von Doppelbildern

Bei der Lähmung des 3. Hirnnervs (Okulomotorius) verhindert ein hängendes Oberlid die Entstehung von Doppelbildern. Hebt der Augenarzt bei der Untersuchung das betroffene Oberlid an, so fällt auf, dass das Auge nach außen abweicht. Ist auf der betroffenen Seite auch die Pupille weit und bestehen heftige Kopfschmerzen, so besteht Lebensgefahr, da eine Hirnblutung aus einem erweiterten Blutgefäß (Aneurysma) die Ursache sein kann. Lähmungen ohne Pupillenerweiterung hingegen sind meist auch Folge einer Durchblutungsstörung bei Zuckerkrankheit.

■   **Wie werden Augenmuskellähmungen behandelt?**

Typische Lähmungen sind bei der Suche nach der Ursache zielführend

Zusätzlich zu den oben beschriebenen typischen Lähmungen gibt es je nach Lage der Schädigung noch viele andere Kombinationen von Ausfällen. Der erfahrene Augenarzt oder Neurologe kann anhand der Ausfälle die mögliche Lage des Defektes genau zuordnen und mithilfe bildgebender Verfahren (Kernspintomografie oder Computertomografie) gezielt nach Tumoren, Blutungen oder Durchblutungsstörungen suchen.

Doppelbilder beim Erwachsenen entstehen zu einem Zeitpunkt, bei dem die krankhafte Augenstellung keinen Einfluss mehr auf die Sehschärfe hat. Eine Sehschwäche (Amblyopie) kann sich beim Erwachsenen nicht mehr bilden.

Durchblutungsstörungen verursachen meist Lähmungen im Bereich des 3. oder 6. Hirnnervs. Sie bilden sich in der Regel von allein zurück, daher sollte man abwarten. Zur Beseitigung von Doppelbildern kann man in der Wartezeit das betroffene Auge mit prismatischen Gläsern versorgen oder mit Mattglas oder -folie abdecken. Eine Operation ist frühestens nach 1 Jahr zu erwägen, wenn die Beschwerden fortbestehen.

- **Wie verhindern prismatische Gläser Doppelbilder?**

Prismengläser brechen einfallendes Licht so, dass das Bild des betrachteten Gegenstandes verlagert wird und Doppelbilder verhindert werden. Besonders bei Abweichungen in der Höhe und beim Lähmungsschielen werden solche Gläser eingesetzt.

10.3 Gesichtslähmung – der unvollständige Lidschluss

Eine Schädigung des 7. Hirnnervs (Fazialis) hat eine Gesichtslähmung zur Folge. Das betroffene Auge kann nicht mehr vollständig geschlossen werden. Es besteht die Gefahr der Austrocknung mit Schädigung der empfindlichen Hornhaut des Auges. Ein Uhrglasverband, der eine feuchte Kammer bietet, und die regelmäßige Anwendung von pflegender Augensalbe sind wichtig, um Schäden an der Hornhaut vorzubeugen. Meist bildet sich diese Lähmung langsam wieder zurück. Sie tritt häufig in Verbindung mit einem Schlaganfall (Apoplex) auf.

Bei einer Gesichtslähmung sollte das Auge vor dem Austrocknen geschützt werden

- **Was ist ein Uhrglasverband?**

Der unvollständige Lidschluss nach Gesichtslähmung (Fazialisparese) erfordert einen Uhrglasverband. Dieser besteht aus einem Pflaster und einer Kunststoffkammer (in Uhrglasform), die das Auge vor dem Austrocknen schützt. Auch bei massiven Augenverletzungen, die einen vollständigen Lidschluss unmöglich machen, sind solche Verbände hilfreich.

10.4 Hängende Oberlider (Ptosis) – woran kann das liegen?

Hängende Oberlider (Ptosis) können durch eine Nervenschädigung entstehen und folgende Ursachen haben: multiple Sklerose (MS), Lähmung des 3. Hirnnervs (Okulomotorius), Hornersche Erkrankung.

Bei der Hornerschen Erkrankung kommt es neben der Ptosis auch zur Pupillenverengung (Miosis) und zum Zurücksinken des betroffenen Auges. Auch Veränderungen direkt an den Muskeln sind mögliche Ursachen. Eine Ptosis kann angeboren oder Folge einer Muskeldehnung durch Operationen sein.

Bei der Myasthenie kommt es zur schmerzlosen Muskelschwäche

- Im Tagesverlauf werden die Oberlider immer schwerer und können nicht mehr vollständig geöffnet werden – welche Ursache hat die schmerzlose Muskelschwäche (Myasthenie)?

Im Tagesverlauf wechselnde Befunde, die sich nicht genau zuordnen lassen, sind typisch für eine Erkrankung der Augenmuskeln, die schmerzlose Muskelschwäche (Myasthenie). Das beidseitig hängende Oberlid ist hier richtungweisend. Bei dieser Erkrankung ist die Signalübertragung zwischen Nerv und Muskel gestört. Antikörper blockieren die körpereigenen Muskeln: Es kommt zur schmerzlosen Muskelschwäche.

10.5 Pupillenstörungen – wenn eine Pupille größer ist

- Unterschiedlich weite Pupillen (Anisokorie): Welche Ursachen kann das haben?

Die Pupille wird von der Regenbogenhaut (Iris) umgeben. Diese wirkt wie eine Blende. Sie enthält Muskeln zur Pupillenerweiterung und zur Engstellung. Sinneszellen der Netzhaut leiten Lichtreize weiter ans Gehirn. Unsere Pupillen reagieren entsprechend: Wir haben enge Pupillen bei Helligkeit; im Dunkeln, bei Freude, Schrecken und Angst werden unsere Pupillen weit.

Beim Gesunden ist die Pupillenreaktion seitengleich

Durch die Verschaltung der Reizleitung im Gehirn ist die Pupillenreaktion beim Gesunden seitengleich. Selbst bei einem erblindeten Auge reagiert die Pupille seitengleich mit. Krankhafte Veränderungen an der Regenbogenhaut, am Reizleitungssystem oder Ausfälle im Gehirn können zu unterschiedlich weiten Pupillen (Anisokorie) führen. Durch gezielte Untersuchung können der Neurologe und der Augenarzt feststellen, welche Störung genau vorliegt. Dazu prüft er die Lichtreaktion der Pupillen beider Augen. Dies geschieht für beide Augen getrennt und auch bei abwechselnder Beleuchtung (Swinging-Flashlight-Test). Der Seitenvergleich ist wichtig.

Eine weite Pupille ohne Beteiligung der Augenmuskeln findet man häufig bei der einseitigen Pupillenlähmung (Pupillotonie). Dies ist eine harmlose Störung im Reizleitungssystem. Eine Behandlung ist nicht erforderlich. Stoffwechselstörungen (Zuckerkrankheit), Alkoholkonsum und Virusinfekte sind mögliche Ursachen.

- Wann sind beide Pupillen auffällig eng?

Beidseitig sehr enge Pupillen findet man zum Beispiel bei Pilzvergiftung, Entzündungen von Gehirn oder Hirnhäuten und bei Drogensüchtigen als Nebenwirkung von Heroin. Sehr selten findet man sie auch als Spätfolge einer Syphiliserkrankung, der Neurolues.

- Wie kann der Augenarzt einen Hirntumor erkennen?

Schwerwiegende Gehirnveränderungen wie Tumor, Gefäßaussackung (Aneurysma), Blutung oder Entzündung können Ursache für

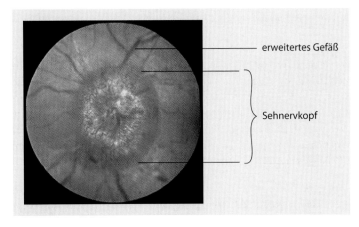

erweitertes Gefäß

Sehnervkopf

Abb. 10.3 Stauungspapille. Der Sehnervkopf ist durch Druck stark geschwollen und daher unscharf begrenzt. Man erkennt erweiterte Netzhautgefäße und Blutungen

einen plötzlich auftretenden Seitenunterschied in der Pupillenweite (Anisokorie) und erhöhten Hirndruck sein. Meist klagen die Betroffenen zusätzlich über starke Kopfschmerzen. Es besteht Lebensgefahr. Mit dem Augenspiegel können Augenarzt oder Neurologe den Sehnervkopf beurteilen. Besteht beidseits eine Sehnervkopfschwellung (Stauungspapille, Abb. 10.3), so erhärtet sich der Verdacht.

Eine neu entstandene Stauungspapille verursacht meist weder eine Sehverschlechterung noch Ausfälle im Gesichtsfeld. Erst eine länger andauernde Stauung führt durch Schäden am Sehnerv (Optikusatrophie) zu Ausfällen im Gesichtsfeld.

■ **Welchen Stellenwert hat die Beurteilung der Pupillenweite?**
Besonders auffällig ist eine einseitig weite oder enge Pupille. Augenmuskellähmungen in Kombination mit einer einseitig weiten Pupille (Okulomotoriuslähmung) kommen genauso vor wie die einseitig enge Pupille (Miosis) in Kombination mit einem hängenden Oberlid (Ptosis) und einem zurückgesunkenen Augapfel (Enophthalmus). Hierbei handelt es sich um die Hornersche Erkrankung. Bildgebende Verfahren (Computertomografie, Kernspintomografie) bringen rasch Klarheit über die genaue Ursache.

Beidseitig weite, lichtstarre Pupillen findet man bei Hirntumoren, Migräne, Epilepsie, im Koma sowie als Nebenwirkung von Kokain und Parkinsonmedikamenten. Die Pupillenbeurteilung bei bewusstlosen Patienten ist besonders wichtig, daher sollten bei ihnen keine Augentropfen zur Pupillenerweiterung angewendet werden.

Bei bewusstlosen Patienten ist die Pupillenbeurteilung besonders wichtig

Rotes Auge

Ein rotes Auge entsteht durch vermehrte Durchblutung (◘ Abb. 11.1). Es kann sich plötzlich, innerhalb von wenigen Minuten, oder langsam entwickeln. Harmlose, leichte Rötungen bilden sich meist auch ohne Behandlung wieder zurück. Frei in Apotheken erhältliche Augentropfen können hilfreich sein und Beschwerden lindern (▶ Stimmt´s? Euphrasia und Borwasser helfen gut gegen Augenentzündungen). Eine Sehverschlechterung oder erhöhte Blendempfindlichkeit kann auf eine Entzündung im Auge hinweisen. Solche schweren Augenentzündungen, wie beispielsweise eine Regenbogenhautentzündung, müssen vom Augenarzt behandelt werden. Ohne entsprechende Therapie drohen bleibende Schäden an den Augen.

11.1 »Augengrippe« – Entzündung von Bindehaut und Hornhaut

- **Welche Ursachen können Bindehautentzündung (Konjunktivitis) und Hornhautentzündung (Keratitis) haben?**

Entzündungen durch Erreger (Infektion):
- bakterielle Entzündung
- virale Entzündung (»Augengrippe«, »Gürtelrose«)
- Infektion mit Chlamydien
- Pilzinfektion

Entzündung ohne Erreger (nichtinfektiöse Formen):
- Allergien
- trockenes Auge (Sicca-Syndrom)
- Lidfehlstellungen (unvollständiger Lidschluss)
- Kontaktlinsenschäden
- Autoimmunerkrankungen (Rheuma, Morbus Crohn)
- Schäden durch UV-Strahlen (Verblitzung)
- Schäden durch Röntgenstrahlen (Bestrahlung)
- Verätzungen (Säuren, Laugen)
- Tumorreaktion

- **Was ist typisch für die bakterielle Entzündung, und wie behandelt man sie?**

Verklebte Augen sind typisch für die bakterielle Bindehautentzündung

Bakterien sind die häufigste Ursache der Augenentzündung: Eitrige, verklebte Augen sind das typische Beschwerdebild. Man behandelt mit entzündungshemmenden Augentropfen (Antibiotika).

- **Welche Beschwerden verursacht die Hornhautentzündung?**

Eine klare Hornhaut ist für uns extrem wichtig. Die folgenden Mechanismen sorgen dafür:
- reflexbedingter, schneller Lidschluss
- entzündungshemmende Wirkung der Tränenflüssigkeit
- Tränen der Augen (Spüleffekt)
- schnelles Heilen kleiner Defekte

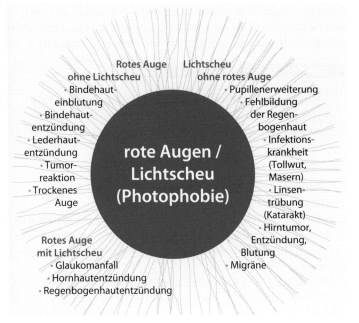

○ Abb. 11.1 Mögliche Ursachen für rote Augen und Lichtscheu

Während bei der Bindehautentzündung das Sehen meist nicht beeinträchtigt ist, kommt es bei der Hornhautentzündung immer auch zur Sehverschlechterung und erhöhten Blendempfindlichkeit. Die Ursache: Schwellung (Ödem) und Trübung der Hornhaut. Nur eine klare Hornhaut ermöglicht gutes Sehen, daher ist die Hornhautentzündung eine Gefahr für die Sehschärfe. Erreger können durch kleinste Hornhautverletzungen eindringen und zum Hornhautgeschwür (Ulcus) führen. Im Extremfall kann es zum Durchbruch der Hornhaut kommen. Um solche Verläufe zu verhindern, sollte der Erreger eines Hornhautgeschwüres durch einen Abstrich genau ermittelt und gezielt mit einem wirksamen Antibiotikum behandelt werden.

Bei der Hornhautentzündung kommt es zur Sehverschlechterung und erhöhten Blendempfindlichkeit

■ **»Augengrippe« – welche Beschwerden sind charakteristisch, und wie kann man die Ansteckung vermeiden?**

Die »Augengrippe« ist eine Entzündung durch Viren. Sie tritt plötzlich auf, führt zur massiven Augenschwellung und zur Rötung mit starkem Tränenfluss (Epiphora). Häufig sind die Halslymphknoten angeschwollen. Da diese Viren sehr ansteckend sind, kommt es meist nach wenigen Tagen zur Infektion des Partnerauges. Gleichzeitig bilden sich in der Hornhaut Trübungen (Nummuli), die zur erhöhten Blendempfindlichkeit führen. Nummuli bilden sich nur langsam wieder zurück, es kann manchmal Monate dauern, bis es zur Beschwerdefreiheit kommt.

Hygiene ist bei der »Augengrippe« extrem wichtig

Da diese Form der Augenentzündung sehr ansteckend und leicht übertragbar ist, spricht man von der »Augengrippe« (Keratokonjunktivitis epidemica). Vor allem in Kindergärten, Schulen, aber auch in Krankenhäusern ist sie gefürchtet, da gelegentlich sogar Einrichtungen geschlossen werden müssen, um Ansteckung zu vermeiden.

> **Tipp**
>
> »Augengrippe«: Hygiene ist extrem wichtig. Regelmäßiges Händewaschen, Reinigung der Türklinken sowie täglicher Handtuch- und Bettwäschewechsel sind erforderlich.

■ **Welche anderen Erreger können eine Bindehaut- oder Hornhautentzündung auslösen?**

Herpesviren lösen ebenfalls eine Bindehautentzündung aus. Sie kommen im Zusammenhang mit Windpocken und der Gürtelrose (Herpes zoster) vor. Hautbläschen sind hier typisch und häufig gleichzeitig vorhanden.

Chlamydien, eine Bakterienart, halten sich bevorzugt im Bereich von Schleimhäuten auf, werden sexuell übertragen und führen neben Infektionen im Genitalbereich (Scheide, Harnröhre) auch zur Bindehautentzündung. An den betroffenen Schleimhäuten findet man als typische Entzündungszeichen Schwellung und Rötung.

Bei der Chlamydieninfektion sollte der Partner mitbehandelt werden

Bei Verdacht auf diese Erkrankung kann die Antikörperbestimmung im Blut die Diagnose sichern. Hausärzte können diese Untersuchung leicht durchführen. Finden sich Antikörper gegen Chlamydien im Blut, so behandelt man mit Tetrazyklinen und Makroliden (Antibiotika) in Tablettenform. Wichtig ist hierbei die Mitbehandlung des Partners, um den Ping-Pong-Effekt bei sexuell übertragbaren Erkrankungen zu vermeiden. Beim Morbus Reiter tritt die Bindehautentzündung fast immer in Kombination mit einer Gelenkentzündung (Arthritis) und einer Entzündung der Harnröhrenschleimhaut (Urethritis) auf.

Pilzinfektionen sind die seltenste Ursache einer Augenentzündung. Ihr Beschwerdebild variiert. Typisch sind kleine Herde (Satelliten), die sich um einen größeren Entzündungsherd gruppieren. Unbehandelt kann es bei schweren Fällen zum Durchbruch der Hornhaut kommen. Hier ist eine konsequente, stationäre Behandlung wichtig, um die Hornhaut zu retten.

11.2 Nichtinfektiöse Bindehaut- und Hornhautveränderungen

Auch UV-Strahlen (Verblitzung), radioaktive Stahlen (Bestrahlung) und ätzende chemische Substanzen können zur Augenentzündung führen.

Sonnenlicht, trockenes Klima und Staub spielen bei der Entstehung des »Flügelfells« eine Rolle

Die Bindehaut hat im Auge die Aufgabe, eine reibungslose Bewegung zu ermöglichen. Zu den gutartigen Veränderungen an der

Bindehaut gehört das Flügelfell (Pterygium. 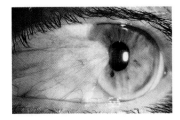 Abb. 11.2). Es entsteht durch Vorwachsen der Bindehaut auf die Hornhaut. Sonnenlicht, trockenes Klima und Staubeinwirkung spielen hier eine Rolle. Man findet das Flügelfell daher besonders häufig in Südeuropa. Es lässt sich leicht operativ entfernen und ist harmlos.

Abb. 11.2 Flügelfell (Pterygium). Man erkennt links die dicke Bindehautfalte, die auf die Hornhaut vorgewachsen ist

Ebenfalls durch Sonneneinwirkung können vermehrte Pigmentierungen der Bindehaut entstehen. Sind diese klar abgegrenzt, so spricht man vom Nävus, vergleichbar mit einem Muttermal an der Haut. Bei der Melanosis handelt es sich um eine flächigere Braunfärbung der Bindehaut durch Verdichtung von Pigmentzellen (Melanozyten). Hormonelle Einflüsse (Schwangerschaft, Hormontabletten), UV-Strahlen und Chemikalien (Arsen) können Auslöser sein.

Auch Medikamente wie Amiodaron zur Behandlung von Herzrhythmusstörungen können zu Hornhautveränderungen (Cornea verticillata) und zur Sehverschlechterung führen. Regelmäßige Kontrollen beim Augenarzt sind auch hier wichtig.

Kleine Bindehautwärzchen (Papillome) und Gefäßneubildungen (Angiome) kommen ebenfalls an der Bindehaut vor. Sie sind harmlos und bilden sich meist von allein wieder zurück. Wenn sie stören, kann man sie mit Kälte oder Laser entfernen.

Bösartige Bindehauttumoren sind Melanom, Karzinom, Lymphom und Sarkom. Bei Verdacht auf einen Tumor muss frühzeitig eine Gewebeprobe (Biopsie) entnommen und feingeweblich untersucht werden. Hier gilt: Je früher man einen Tumor erkennt und behandelt, desto besser. Behandelt wird mit operativer Entfernung (3 mm Sicherheitsabstand), Kälte (Kryotherapie), Bestrahlung und Chemotherapie, je nach Gewebebefund (Histologie).

Eine Gelbfärbung der Bindehaut kommt durch erhöhte Bilirubinwerte im Blut zustande. Mögliche Ursachen: Leberentzündung und Gallenwegverschlüsse. Hier sind Hausarzt, Internist und Chirurg gefragt.

11.3 Entzündung der Lederhaut und ihrer Umgebung (Skleritis, Episkleritis)

■ **Wie erkennt man eine Entzündung der Lederhaut und ihrer Umgebung?**

Die Lederhaut (Sklera) ist die derbe, feste Hülle des Auges. Sie besteht überwiegend aus Kollagenfasern und bietet dem wichtigen Inneren des Auges Schutz. Da die Lederhaut keine Blutgefäße besitzt, wird sie von einem angrenzenden dünnen Gefäßgewebe (Episklera) ernährt. Entzündungen der Episklera treten häufig bei jungen Frauen auf und sprechen gut auf eine Behandlung mit kortisonhaltigen Augentropfen an.

Die Entzündung der Lederhaut (Skleritis) führt zu einem ausstrahlenden, bohrenden Schmerz. Ursachen können hier neben Rheuma, Schuppenflechte oder Gicht auch entzündliche Darmerkrankun-

Die Entzündung der Lederhaut verursacht einen bohrenden Schmerz

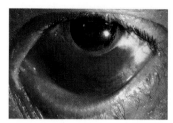

Abb. 11.3 Einblutung in die Bindehaut (Hyposphagma)

Die Bindehauteinblutung ist harmlos und muss nicht behandelt werden

gen (Morbus Crohn, Colitis ulcerosa) sein. Eine genaue Diagnostik beim Hausarzt ist wichtig. Man behandelt mit Kortison.

11.4   Plötzlich ein rotes Auge – Bindehauteinblutung

Ursachen für eine Blutung unter die Bindehaut (Hyposphagma, Abb. 11.3) können sein: hoher Blutdruck, starke körperliche Anstrengung, starkes Reiben am Auge, Störungen der Blutgerinnung oder die Einnahme von Gerinnungshemmern (etwa Marcumar). Betroffene sollten sowohl Blutdruck als auch Blutgerinnung beim Hausarzt überprüfen lassen. Für das Auge ist solch eine Blutung harmlos und muss nicht behandelt werden.

11.5   Glaukomanfall – gefürchteter Notfall

Ein Glaukomanfall ist ein absoluter Notfall

- Warum sollte man beim »roten Auge« immer zuerst an einen Glaukomanfall denken?

Beim Glaukomanfall kommt es durch Verschluss des Kammerwasserabflusses zu einem massiven Augendruckanstieg auf Werte bis zu 60 mmHg (normal: 14–21 mmHg). Dieser hohe Druck führt zur Stauung der Bindehautgefäße und somit zur Rötung des betroffenen Auges. Der Glaukomanfall ist ein absoluter Notfall, der unbehandelt innerhalb weniger Stunden zur Erblindung auf dem betroffenen Auge führt. Vor Behandlungsbeginn mit Augentropfen sollte ein rotes Auge daher vom Augenarzt untersucht werden, damit ein Glaukomanfall sicher ausgeschlossen ist.

11.6   Regenbogenhautentzündung – wenn die Blendung zunimmt

Die Regenbogenhautentzündung ist häufig Folge einer immunologischen Grunderkrankung

Die Regenbogenhautentzündung (Iritis) tritt häufig als Folge einer immunologischen Grunderkrankung auf. Hier nur einige mögliche Ursachen:

- Morbus Bechterew (Erkrankung der Wirbelsäule)
- entzündliche Darmerkrankungen (Morbus Crohn, Colitis ulcerosa)
- Rheuma
- Schuppenflechte (Psoriasis)

Auch Infektionen (Tuberkulose, Syphilis) können die Ursache für die Iritis sein.

Stimmt's? Euphrasia und Borwasser helfen gut gegen Augenentzündungen

Die Wiesenpflanze Euphrasia (Augentrost) wird seit dem 14. Jahrhundert zur Behandlung von Augenentzündungen angewendet. Bei einer leichten Bindehautreizung schafft Euphrasia Linderung.

Borwasser ist die wässrige Lösung der Borsäure. Sie wirkt leicht desinfizierend und dient zur Reinigung von Wunden und von verklebten Augen bei Bindehautentzündung.

Vitamin-A-Augensalbe fördert die Heilung der oberflächlichen Hornhautschicht, des Epithels. Besonders nach Verblitzungen wird die Vitamin-A-Augensalbe im Auge als sehr wohltuend empfunden, gleichzeitig wird die Heilung gefördert.

Kamille sollte man an den Augen besser nicht anwenden, da sie – besonders hier – allergische Reaktionen auslösen kann. Als Tee bei Magen-Darm-Beschwerden, zur Inhalation bei Erkrankungen im Bereich der oberen Luftwege und als Zusatz für Sitzbäder bei Entzündungen im Genitalbereich ist sie hilfreich.

All diese Wirkstoffe kann man frei in Apotheken kaufen. Generell sollte man aber, wenn die Beschwerden nicht besser werden oder sogar eine Sehverschlechterung eintritt, die Augen vom Augenarzt untersuchen lassen.

Besonders eine erhöhte Blendempfindlichkeit weist auf eine Entzündung im Auge hin. Solche schweren Augenentzündungen, wie beispielsweise eine Regenbogenhautentzündung, kann man mit den oben genannten Wirkstoffen nicht erfolgreich behandeln, und ohne Therapie drohen bleibende Schäden an den Augen.

■ **Welche typischen Beschwerden macht die Regenbogenhautentzündung, und wie behandelt man sie?**

Sehverschlechterung, Lichtscheu, tränende Augen und ein dumpfer Augenschmerz sind die typischen Beschwerden. Bei der Untersuchung am Augenmikroskop (Spaltlampe) sieht der Augenarzt die typischen Entzündungszellen und -proteine (-eiweiße) in der Vorderkammer, die diese Beschwerden auslösen. Es kann zu Ablagerungen an der Hornhautrückfläche, zur Verklebung der Regenbogenhaut mit der Linsenvorderfläche und zum Augendruckanstieg kommen. Die durch Entzündung vermehrt durchblutete Regenbogenhaut führt zur Engstellung der Pupille. Man spricht von der Reiz-Miosis und behandelt mit kortisonhaltigen Augentropfen, welche stündlich getropft werden sollten. Zur Vermeidung von Verklebungen (Synechien) stellt man die Pupille medikamentös weit. In schweren Fällen kann auch die Kortisongabe in Tablettenform erforderlich werden.

Tränende, juckende Augen – Augenbrennen

12.1 Tränenwege – wenn die Tränen nicht richtig abfließen

- Typische Stresssituation für junge Eltern: Taufpaten und Großeltern haben ihren Besuch angesagt, und das Baby hat ausgerechnet jetzt verkrustete Augenlider. Woran liegt das?

Verkrustete Augenlider bei Babys – häufigste Ursache: Tränenwegverengung

Ursache für diese verkrusteten Augenlider ist ein kleines Häutchen, das sich normalerweise bis zur 10. Lebenswoche zurückbildet und den natürlichen Abfluss der Tränen vom Tränenkanal in den unteren Nasengang freigibt. Das geschieht meist, aber nicht immer. Bleibt dieses Häutchen bestehen, können die Tränen, deren Produktion anläuft, nicht abfließen. Man spricht von einer Tränenwegverengung (Stenose). In diesem »stehenden Gewässer« vermehren sich leicht Bakterien. Das eitrige Sekret ist Zeichen für die Entzündung der Tränenwege (◘ Abb. 12.1).

- Wie behandelt man die Tränenwegverengung (Stenose) bei Kindern?

Bei mehr als 95 % der betroffenen Kinder kommt es innerhalb des 1. Lebensjahres zu einer Spontanheilung. In seltenen Fällen ist eine Sondierung in Narkose erforderlich.

Tipp

Was Eltern tun können:
- Tränenwegmassage im inneren Lidwinkel
- Regelmäßige, gründliche Reinigung der Augen mit klarem Wasser
- Entzündungshemmende Augentropfen (bei schweren Entzündungen)

- Welche Ursachen kann eine Einengung der Tränenwege bei Erwachsenen haben?

Tränenwegverschlüsse beim Erwachsenen: HNO-Arzt und Augenarzt sollten zusammenarbeiten

Bei Erwachsenen kommen ebenfalls Tränenwegverschlüsse vor. Die Folge: Das betroffene Auge tränt. Abflusshindernisse können auf der gesamten Abflussstrecke entstehen. Steine, entzündlich bedingte Schleimhautverklebungen und Gewebsneubildungen (Tumoren) können die Ursachen sein (◘ Abb. 12.2). In allen Fällen muss zusätzlich eine Untersuchung durch einen HNO-Arzt erfolgen; sie wird meist durch bildgebende Verfahren ergänzt.

- Wie untersucht der Augenarzt die Tränenwege?

Die augenärztliche Diagnose wird durch Spülung der Tränenwege gesichert. Kommt es zu einem Rückfluss der Spülflüssigkeit, so liegt eine Verengung (Stenose) vor. In speziellen Augenkliniken können mit Kontrastmittel der Tränenweg und das Abflusshindernis genau dar-

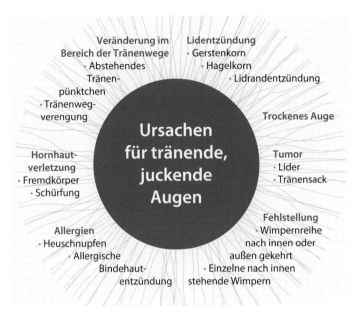

Veränderung im
Bereich der Tränenwege
· Abstehendes
Tränen-
pünktchen
· Tränenweg-
verengung

Lidentzündung
· Gerstenkorn
· Hagelkorn
· Lidrandentzündung

Trockenes Auge

Ursachen für tränende, juckende Augen

Hornhaut-
verletzung
· Fremdkörper
· Schürfung

Tumor
· Lider
· Tränensack

Fehlstellung
· Wimpernreihe
nach innen oder
außen gekehrt
· Einzelne nach innen
stehende Wimpern

Allergien
· Heuschnupfen
· Allergische
Bindehaut-
entzündung

◘ Abb. 12.1 Mögliche Ursachen für tränende, juckende Augen

gestellt werden. Neuerdings ist es sogar möglich, mit extrem feinen Optiken die Tränenwege von innen zu betrachten und Veränderungen gezielt zu behandeln.

▪ **Welche Behandlungsmöglichkeiten gibt es?**
Zunächst werden abschwellende Augentropfen versucht. Bleiben sie erfolglos, so ist eine Operation des Tränenwegs zu überlegen. Bei dieser seit dem 19. Jahrhundert gängigen Operation wird ein künstlicher Abfluss zum unteren Nasengang geschaffen. Allen operativen Verfahren ist gemeinsam, dass nach der Operation für etwa 6 Monate ein kleiner Silikonschlauch im Tränenweg verbleibt, um einen erneute Verklebung durch Narbenbildung zu verhindern (◘ Abb. 12.3).

12.2 Allergien – Tipps zur Vorbeugung und Behandlung

▪ **Allergien führen zu starkem Augenjucken. Wie kommt diese Erkrankung zustande?**
Heuschnupfen ist eine Antikörperreaktion unseres Immunsystems auf Proteine (Eiweiße) aus Pollen oder Gräsern. Stoffe, die eine Allergie auslösen, nennt man Allergene. Sie aktivieren das Gewebshormon Histamin, die Schleimhäute von Auge und Nase werden verstärkt durchblutet und bilden Sekret. Die Folgen: Schwellung, Rötung, Brennen und Tränen der Augen, Schnupfen, Niesreiz und Kratzen im Hals.

Heuschnupfen ist eine
Antikörperreaktion unseres
Immunsystems

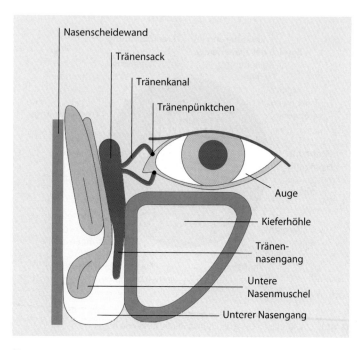

Nasenscheidewand

Tränensack

Tränenkanal

Tränenpünktchen

Auge

Kieferhöhle

**Tränen-
nasengang**

**Untere
Nasenmuschel**

Unterer Nasengang

◨ **Abb. 12.2** Tränenwege: Das Tränensekret wird in den Tränendrüsen gebildet, es fließt durch den Bindehautsack zum inneren Lidwinkel. Durch je ein Tränenpünktchen am Ober- und am Unterlid saugen die Tränenkanäle die Flüssigkeit an und leiten sie in den Tränensack weiter. Von dort fließt das Sekret über den Tränennasengang und den unteren Nasengang ab

Kopfschmerzen, Schlafstörungen, Müdigkeit, Husten und Leistungsschwäche können hinzukommen. Von März bis Oktober haben etwa 20 % der Bevölkerung diese Symptome.

Aber auch Hausstaub und Tierhaare können als Allergene wirken. Betroffene haben meist ganzjährig Beschwerden. Während die Tierhaarallergie durch Eiweißstoffe aus Tierhaaren (besonders Wolle) hervorgerufen wird, ist es bei der Hausstauballergie Milbenkot, der die allergische Reaktion auslöst. Milben leben in unserem Hausstaub. Ihre liebsten Aufenthaltsorte sind Matratzen, Federbetten, Polster und Teppiche.

Weitere Allergene sind Konservierungsstoffe aus Augentropfen und Abbauprodukte von Bakterien, sogenannte Bakterientoxine. Letztere entstehen zum Beispiel bei einer bakteriellen Bindehautentzündung. Auf eine bakterielle Entzündung kann sich noch eine Allergie aufpfropfen. Umso heftiger sind dann die Beschwerden. Man behandelt in diesen Fällen antibakteriell (antibiotische Augentropfen) und antiallergisch (kortisonhaltige Augentropen). Besonders wichtig für diese Patienten ist zusätzlich eine regelmäßige Lidkantenreinigung zur Beseitigung der Toxine.

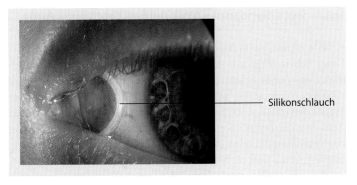

Silikonschlauch

◼ Abb. 12.3 Silikonschlauch im Tränenweg. Hier wurde der Tränenabfluss operativ wiederhergestellt. Der Silikonschlauch soll den Tränenweg bei der Heilung offenhalten und eine Vernarbung verhindern

▪ Was hilft dagegen?

Generell gilt, den Kontakt mit den Allergenen zu meiden. Als Medikamente stehen für allergische Bindehautentzündungen 3 Substanzgruppen zur Verfügung. Antihistaminika wirken gegen das Histamin. Die Cromoglicinsäure reduziert die Freisetzung von Histamin aus den Zellen, und Kortison wirkt antiallergen und entzündungshemmend. Während man die Antihistaminika nur im Bedarfsfall tropfen kann, muss die Cromoglicinsäure wegen ihres verzögerten Wirkungseintritts regelmäßig und frühzeitig getropft werden, um im Bedarfsfall wirken zu können.

Bei extrem starken Beschwerden können Antihistaminika, Kortison in Tablettenform oder eine Immuntherapie (Hyposensibilisierung) erforderlich werden. Diese Substanzgruppen haben aber Nebenwirkungen. Antihistaminika können zusätzlich müde machen, und Kortison kann den Augendruck erhöhen und sogar zu einem grünen Star führen.

> **Cromoglicinsäure muss regelmäßig und frühzeitig getropft werden, um im Bedarfsfall wirken zu können**

Tipp		

Was Heuschnupfenpatienten tun können:
- Kleidung täglich wechseln
- Haare waschen (Haare sind Pollenträger)
- Lidränder reinigen (Wimpern sind Pollenträger)
- Augenspülung mit kaltem Wasser oder künstlichen Tränen
- Kühlung der Augen
- Sonnenbrille
- Honig essen (natürliche Hyposensibilisierung)

12.3 Sicca-Syndrom – Volksleiden trockenes Auge

■ **Wie ist der Tränenfilm aufgebaut?**

Die Lipidschicht stabilisiert den Tränenfilm

Gutes Sehen fängt mit dem Tränenfilm an. Er wird oberflächlich durch ein öliges Sekret (Lipidschicht) stabilisiert, welches vor zu schneller Verdunstung schützt. Zuständig für die Produktion dieses Tränenfilmanteils sind die Meibom-Talgdrüsen. Sie liegen mit ihren Ausführungsgängen über die Lidkante verteilt. Die mittlere Schicht des Tränenfilms ist eine Art Salzlösung. Sie stellt den mengenmäßig größten Anteil und wird von der eigentlichen Tränendrüse gebildet. Bei Reizung (Kälte, Zwiebelschneiden) wird sie erheblich gesteigert: Man weint. Den Abschluss zur Hornhautoberfläche bildet eine eiweißreiche Schicht (Muzinschicht), die von vielen kleinen Zellen der Bindehaut (Becherzellen) gebildet wird.

■ **Wie kommt es zu einem trockenen Auge, und welche Beschwerden verursacht es?**

Eine Vielzahl von Störfaktoren kann zum trockenen Auge führen

Eine Vielzahl von Störfaktoren kann diese Schutzfunktion des Tränenfilms beeinträchtigen. Nach schweren Bindehauterkrankungen fehlt zum Beispiel die sonst von der Bindehaut gebildete eiweißreiche Schicht. Aber auch operative Maßnahmen können die Tränenproduktion eine Zeitlang beeinträchtigen.

Hauttyp, Hormonmangel (Östrogen, Testosteron), rheumatische Erkrankungen, Schilddrüsenerkrankungen, Umweltfaktoren (trockene Raumluft), Medikamente (Chemotherapie) und Konservierungsstoffe aus Augentropfen beeinflussen den Tränenfilm. Testosteron wirkt auf die Meibom-Drüsen. Bei einem Mangel können chronische Lidrandentzündung und trockene Augen entstehen.

Aufgrund der erhöhten Reibung wirft die Bindehaut Falten, es kommt zur Rötung, und die Betroffenen klagen über ein Fremdkörpergefühl. In schweren Fällen kommt es zur Schädigung der Hornhaut.

■ **Wie behandelt man das trockene Auge?**

Augentropfen, die als »Weißmacher« im Handel sind, sollte man nicht verwenden, da sie die Augen austrocknen

Zur Behandlung werden Tränenersatzmittel eingesetzt (▶ Informatives: Künstliche Tränen – Tränenersatzmittel). Sie gibt es in Tropfen und Gelform. Da die Tropfen häufiger angewendet werden müssen, sollten sie keine Konservierungsstoffe enthalten.

Fisch und Leinöl liefern wichtige Fettsäuren und sollten auf dem Speiseplan nicht fehlen

Für die ölige Phase der Tränenflüssigkeit spielt auch die Ernährung eine wichtige Rolle. Seefisch ist der natürliche Lieferant für die hier benötigten Fettsäuren. Wer keinen Fisch mag, kann alternativ Fischölkapseln schlucken. Auch die Verwendung von Leinöl beim Kochen hat sich bewährt. Leinöl ist nur leider nicht besonders haltbar und muss vor Licht geschützt werden, da es sonst schnell bitter schmeckt.

12.4 Lidrandentzündung, Gersten- und Hagelkorn – lästige Begleiter

■ **Wie entsteht eine Lidrandentzündung?**
In den Meibom-Talgdrüsen können sich Bakterien leicht vermehren, da sie durch das fettige Drüsensekret gut genährt werden. Auch Hormone (etwa Testosteron) beeinflussen die Meibom-Drüsen des Lidrandes. Tückischerweise bilden diese Bakterien eine zähe Paste, die als Schutzschicht für das Auge untauglich ist. Das hat zur Folge, dass sich der Salzwasseranteil erhöht. Aufgrund der niedrigeren Oberflächenspannung läuft die Tränenflüssigkeit über die Lidkante, das Auge tränt, und die Lidränder entzünden sich.

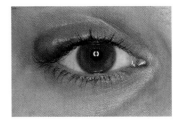

■ **Abb. 12.4** Gerstenkorn mit entzündlich geschwollenem, rotem Oberlid. Diese Entzündung ist druckschmerzhaft

■ **Wie behandelt man eine chronische Lidrandentzündung?**
Um diesen Teufelskreis zu durchbrechen, muss die Zahl der Bakterien verringert werden, was durch den Einsatz von Antibiotika möglich ist. Gleichzeitig sollten die Lidränder mehrmals täglich ausmassiert werden. Diese Lidrandhygiene ist zeitraubend, mühsam und führt meist erst nach Wochen zum Erfolg. Unterlässt man sie aber, so kann die Entzündung weiter fortschreiten. Narbige Veränderungen mit Fehlstellungen der Wimpern können die Folge sein. In schweren Fällen wird die Lidkantenentzündung mit Antibiotika in Tablettenform (Tetrazykline) über mehrere Monate behandelt (wie bei einer schweren Form der Akne).

> *Eine regelmäßige Lidrandhygiene verhindert meist das Auftreten fortschreitender Entzündungen*

> **Tipp**
>
> Lidkantenpflege: Zum aktiven Massieren der Lidkante wird diese mit einem Wattestäbchen gegen das Auge gepresst oder ausgerollt. Das Stäbchen kann man in heißes Wasser tauchen: Wärme verflüssigt das Sekret. Auch warme Kompressen oder sehr festes Zusammenkneifen der Augenlider für 5 s sind hilfreich.

■ **Was sind Hagel- und Gerstenkörner, und wie entstehen sie?**
Diese Begriffe geben die Größe und das Aussehen von Lidrandveränderungen wieder. Ein Gerstenkorn (Hordeolum, ■ Abb. 12.4) entsteht durch die Vermehrung von Bakterien im Gewebe einer Drüse des Lidrandes. Die Folgen: Schwellung, Rötung, Schmerzen (typische Entzündungszeichen und schon bei den alten Griechen bekannt). Im günstigsten Fall entleert sich der Eiter nach wenigen Tagen spontan, und die Entzündung heilt ab.

Das Hagelkorn (Chalazion) ist ebenfalls eine häufige Lidveränderung. Wird der Drüsenausführungsgang einer Meibom-Drüse am Lidrand verschlossen, so kann das Sekret nicht mehr abfließen. Häufig bildet sich aber auch eine bindegewebige Kapsel. Damit ist der Entzündungsherd zwar umzingelt, und die Schmerzen hören auf, aber der zurückbleibende »Knubbel« stört. Auch jetzt besteht noch eine

> *Das Hagelkorn (Chalazion) ist eine häufige Lidveränderung*

Informatives: Künstliche Tränen – Tränenersatzmittel

Viele Patienten mit trockenen Augen (Sicca-Syndrom) stellen die Frage, welche Augentropfen aus dem großen Angebot man am besten verwenden soll. Kurz lässt sich das so sagen:

- Man sollte die Augentropfen gut vertragen.
- Man sollte die Augentropfen als angenehm empfinden.
- Die Augentropfen sollten nach Möglichkeit keine Konservierungsstoffe enthalten.

Um herauszufinden, welche Augentropfen die richtigen sind, muss man sie testen. Verträglichkeit und Wirksamkeit sind von Mensch zu Mensch verschieden und lassen sich nicht vorhersagen.

Welche Substanzen dienen als Tränenersatzmittel?
Die Substanzen Hyaluronsäure, Povidon und Hypromellose werden als Wirkstoffe eingesetzt. Tränenersatzmittel gibt es als Augentropfen oder Gel. Einzeldosisophtiolen (EDO) und Tropfflaschen mit Ventilmechanismus enthalten unkonservierte Augentropfen. Gel darf Konservierungsstoffe enthalten, da es nicht so oft angewendet werden muss wie Augentropfen. Letztere kann man – je nach Bedarf – sogar stündlich anwenden.

Chance von 30 % der Heilung. Die restlichen 70 % müssen sich einer kleinen Operation unterziehen, um die Lidveränderung wieder loszuwerden. In einer kleinen örtlichen Betäubung wird die Veränderung mitsamt der Kapsel entfernt.

In seltenen Fällen kann sich aus einem harmlosen Hagelkorn auch ein bösartiger Lidtumor (Karzinom der Meibom-Drüse) entwickeln. Risikofaktoren für eine bösartige Lidveränderung sind:

- häufig wiederkehrendes Hagelkorn
- hohes Alter des Patienten
- Lidentzündungen, die auf keine Behandlung ansprechen
- Lymphknotenschwellung (kommt bei einem Hagelkorn nicht vor)

Liegt einer dieser Risikofaktoren vor, so sollte in jedem Fall nach operativer Entfernung des Hagelkorns eine feingewebliche Untersuchung (Histologie) erfolgen, um eine bösartige Veränderung sicher auszuschließen.

■ Welche anderen Lidveränderungen gibt es?

Relativ häufig und immer gutartig sind Fetteinlagerungen ins Lidgewebe (Xanthelasmen), Lidwärzchen (Papillome) und Lidzysten. Blassblaue Knoten (Hämangiome) und Dermoidzysten werden kurz nach der Geburt bemerkt. Die blassblauen Knoten sind Gefäßfehlbildungen, die sich meist spontan zurückbilden. Dermoidzysten enthalten versprengte Keimzellen. Ihr möglicher Inhalt: Schweißdrüsen, Talgdrüsen, Haare. Sie können wachsen, manchmal den Augapfel verlagern oder das Öffnen des betroffenen Auges behindern. Um dies zu verhindern, muss man operieren, da sonst eine Sehschwäche entstehen kann.

Blassblaue Knoten (Hämangiome) und Dermoidzysten werden meist kurz nach der Geburt bemerkt

12

12.5 Lidfehlstellungen – wenn die Wimpern nach innen wachsen

Zu den lästigen, aber eher harmlosen Begleiterscheinungen des Alterns kann die Erschlaffung des Lidbändchens und des zugehörigen Bindegewebes gehören. Der Lidapparat wird instabil, und der Lidschlussmuskel kann sich verkrampfen.

Mögliche Folgen: Die Wimpernreihe kann sich nach innen (Entropium) oder nach außen (Ektropium) kehren. Diese Fehlstellungen erfordern eine Lidoperation, da es sonst zu Schäden an Hornhaut und Bindehaut kommen kann.

Lidschwellung, hervorstehende Augen

Zu den häufigsten Ursachen von Lidschwellungen zählen Infektionen, Allergien, Verletzungen, Vergiftungen und Schilddrüsenerkrankungen. Eine eher seltene Ursache ist der Tumor der Augenhöhle (◘ Abb. 13.1).

13.1   Entzündung der Augenhöhle – wenn sich die Lidentzündung ausbreitet

■   **Wieso können Lidentzündungen gefährlich werden?**

Infektionen im Bereich des Kopfes können durch Bakterien, Viren, Pilze und Parasiten hervorgerufen werden. Mögliche Folge ist die Lidschwellung. Sie kann von Augenlidern, Nasennebenhöhlen oder einem entzündeten Oberkiefer ausgehen. Auch eine Ausbreitung in die Augenhöhle (Orbita) ist möglich. Man spricht dann von der Orbitaphlegmone. Sie kann auch nach Stichverletzungen der Orbita entstehen. Bei Kindern ist sie die häufigste Ursache für ein hervortretendes Auge. Typisches Symptom: Einschränkung der Augenbeweglichkeit (Motilität), da auch die Augenmuskeln an der Entzündung beteiligt sind.

Lebensgefahr bei Ausbreitung der Entzündung in die Augenhöhle

Bleibt eine solche Entzündung unerkannt und unbehandelt, so ist im schlimmsten Fall eine lebensbedrohliche Ausbreitung über die Venen ins Gehirn möglich. Fieber, Schüttelfrost in Kombination mit einer Lidschwellung sind Beschwerden, bei denen man nicht zögern darf. Die Betroffenen sollten sofort einen Arzt aufsuchen. Im Krankenhaus wird die Entzündung dann mit entzündungshemmenden Infusionen (Antibiotika) behandelt.

13.2   Die Gesichtsrose – wenn Schmerzen die Entzündung überdauern

■   **Wie entsteht eine Gesichtsrose?**

Die Gesichtsrose (Herpes zoster) zählt zu den schmerzhaftesten Entzündungen im Gesicht. Typisches Bild: Bläschenbildung in einer Gesichtshälfte in Verbindung mit Schwellung und starken Schmerzen. Herpesviren sind die Auslöser; bei Kindern verursachen sie Windpocken (Varizellen).

Die Gesichtsrose: Herpesviren sind die Auslöser

Ist das Gesicht der Ort der Entzündung, spricht man von der Gesichtsrose. Durch eine Augenuntersuchung muss geklärt werden, ob Hornhaut oder Regenbogenhaut beteiligt sind. Während Kinder mit Windpocken meist nicht mit Tabletten behandelt werden müssen, erhalten Patienten mit Gürtelrose ein Medikament gegen Viren, welches eingenommen werden sollte. In schweren Fällen kann sogar eine Infusionsbehandlung im Krankenhaus erforderlich werden.

13

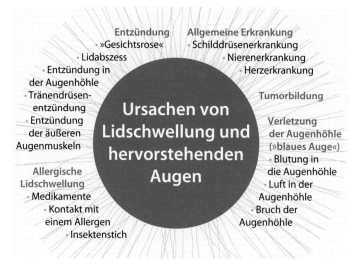

Entzündung
»Gesichtsrose«
Lidabszess
Entzündung in
der Augenhöhle
Tränendrüsen-
entzündung
Entzündung
der äußeren
Augenmuskeln

Allergische
Lidschwellung
Medikamente
Kontakt mit
einem Allergen
Insektenstich

Allgemeine Erkrankung
Schilddrüsenerkrankung
Nierenerkrankung
Herzerkrankung

Tumorbildung

Verletzung
der Augenhöhle
(»blaues Auge«)
Blutung in
die Augenhöhle
Luft in der
Augenhöhle
Bruch der
Augenhöhle

Ursachen von Lidschwellung und hervorstehenden Augen

Abb. 13.1 Mögliche Ursachen von Lidschwellung und hervorstehenden Augen

■ **Ist die Gesichtsrose ansteckend?**

Sowohl Windpocken als auch Gürtelrose sind bis zum Abfall des Schorfes, der sich aus den Bläschen bildet, ansteckend. Kinder mit Windpocken sollten daher eine Woche lang zu Hause bleiben, um andere nicht anzustecken. Eine Impfung gegen Windpocken ist möglich und sollte dann erfolgen, wenn man noch keine Windpocken hatte. Besonders Schwangere sollten den Kontakt zu Kindern mit Windpocken oder Gürtelrosepatienten vermeiden.

Gegen den Juckreiz im Bereich der Bläschen gibt es Medikamente (z. B. Salben oder Tinkturen), mit denen man sie betupfen kann. Betroffenen Kindern sollte man die Fingernägel kurz schneiden, damit durch Aufkratzen der Bläschen keine Narben entstehen.

Ansteckungsgefahr bis zum Abfall des Schorfes

■ **Woher kommen die Schmerzen bei der Gürtelrose?**

Bei der Gürtelrose kommt es zur Nervenentzündung (Neuralgie). Die Folge sind starke Schmerzen im Ausbreitungsbereich, die ein halbes Jahr oder länger andauern können.

13.3 Diagnose: allergische Lidschwellung

Auch allergische Reaktionen (etwa auf Insektenstiche oder Nahrungsmittel) sind mögliche Ursachen für die Lidschwellung. Sie ist gelegentlich so ausgeprägt, dass beide Augen völlig zugeschwollen sind; auch Lippen, Gesicht, Zunge oder Genitalien können anschwellen. Ärzte sprechen hier vom Quincke-Ödem.

Allergieauslösende Substanzen können aber nicht nur zur Lidschwellung, sondern auch zur Beteiligung der Atemwege mit Atemnot (Asthmaanfall) führen. Das Mittel der Wahl ist Kortison. Zusätz-

Gelkissen aus dem Kühlschrank sind zur Augenkühlung ideal

lich sollte man die Haut kühlen. Die Schwellung bildet sich dann meist rasch wieder zurück.

Patienten, die extrem heftig allergisch reagieren, können einen allergischen Schock (anaphylaktischen Schock) bekommen. Zur Sicherheit sollten sie Notfallmedikamente (Kortison und Adrenalin) griffbereit bei sich tragen.

13.4 Die Schilddrüsenerkrankung – mögliche Folgen für die Augen

Basedowsche Erkrankung: Lidschwellung, hervortretende Augen, zurückgezogene Oberlider

Die häufigste Ursache für das Hervortreten des Augapfels aus der Augenhöhle (Exophthalmus) sind Schilddrüsenerkrankungen. Ein Drittel der Patienten hat Augenbeschwerden, die nicht an die Schilddrüsenfunktion gekoppelt sind. Sie können ein- oder beidseitig auftreten. Antikörper gegen körpereigenes Gewebe können die Ursache sein (Basedowsche Erkrankung). Die Folgen: Lidschwellung, hervortretende Augen, zurückgezogene Oberlider und trockene Augen. Man spricht von der endokrinen Orbitopathie. Weitere mögliche Folge dieser Entzündung ist eine Verdickung der Augenmuskeln mit Störung der Augenbeweglichkeit (Motilität) und Doppelbildern. Im Ultraschallbild sind diese Muskelverdickungen gut sichtbar.

Meist kommt es im Verlauf sogar zur Rückbildung der Beschwerden. Stark ausgeprägte Krankheitsbilder sind bei der endokrinen Orbitopathie glücklicherweise eher selten. Sie sollten jedoch entschlossen behandelt werden.

Die Behandlung richtet sich nach dem Grad der Ausprägung. Bestrahlung, Kortisonbehandlung und Operation an den Augenmuskeln sind neben künstlichen Tränen wichtige Behandlungsmöglichkeiten. Manche Patienten haben Angst vor den Nebenwirkungen der Kortisonbehandlung oder Bestrahlung. Sie ist jedoch objektiv nicht begründet, da engmaschige Kontrollen und eine niedrige Strahlendosis diese Behandlungen sicher und wirkungsvoll machen.

13.5 Tumorbildung in der Augenhöhle – was kommt auf einen zu?

Bildet sich ein Tumor in der Augenhöhle, so wird durch Platzmangel der Augapfel nach vorn verlagert, ein Exophthalmus entsteht. Auch eine hohe Kurzsichtigkeit kann durch den verlängerten Augapfel zum Exophthalmus führen.

■ **Welche Tumoren gibt es in der Augenhöhle?**
Gewebsneubildungen (Tumoren) können grundsätzlich in jedem Gewebe neu entstehen, sind aber in der Augenhöhle eher selten. Bei Kindern haben diese ihren Ursprung häufig im Muskelgewebe der Augenhöhle, ein bösartiges Myosarkom kann entstehen. Allgemein

13.5 • Tumorbildung in der Augenhöhle – was kommt auf einen zu?

121

13

nennt man Gewebsneubildungen, die vom Stützgewebe (Knochen, Bindegewerbe, Muskel, Fettgewebe) ausgehen, Sarkom. Ihren Ursprung im Lymphgewebe haben Lymphome. Sie können sowohl gutartig als auch bösartig sein. Gutartige Tumoren können zum Beispiel an den Hirnhäuten (Meningeom), den Nervenfasern (Neurinom) oder den Blutgefäßen (Hämangiom) entstehen.

- **Was kann man tun?**

Bildgebende Verfahren (Computertomografie und Kernspintomografie) sind hier für die Beurteilung der Ausdehnung extrem wichtig und für die Behandlung entscheidend. Behandelt wird je nach Gewebeart und Ausdehnung mit Operation, Bestrahlung oder Chemotherapie.

Kontaktlinsen – »Brille unerwünscht«

14.1   Jugendliche – die ersten Kontaktlinsen

- Jugendliche mit einer Fehlsichtigkeit äußern häufig schon früh den Wunsch nach Kontaktlinsen. Ab welchem Alter sind Kontaktlinsen sinnvoll?

Das Einstiegsalter für Kontaktlinsen lässt sich nicht genau in Jahren angeben. Es hängt vielmehr davon ab, wie gewissenhaft die Jugendlichen mit ihren Kontaktlinsen umgehen. Vor dem 12. Lebensjahr sollten Kontaktlinsen aber nur in Ausnahmefällen angepasst werden.

- Was müssen Kontaktlinsenneulinge wissen und lernen?

Regelmäßige halbjährliche Kontrollen bei Augenarzt oder Optiker sind wichtig

Das A und O beim Tragen von Kontaktlinsen sind sorgfältige Handhabung und Hygiene (▶ Praktisches: Kontaktlinsenhygiene). Dieses Wissen muss unbedingt vermittelt und regelmäßig kontrolliert werden. Eine Abgabe von Kontaktlinsen sollte generell erst dann erfolgen, wenn der Kontaktlinsenneuling sicher mit seinen Linsen umgehen kann und alle Hygieneregeln beherrscht. Regelmäßige halbjährliche Kontrollen beim Augenarzt oder Optiker sollten in jedem Fall erfolgen. Nur so können mögliche Komplikationen frühzeitig erkannt und Kontaktlinsenschäden vermieden werden. Jugendliche müssen besonders aufmerksam betreut werden.

14.2   Welche Arten von Kontaktlinsen gibt es?

- Formstabile oder weiche Kontaktlinsen – welche Kontaktlinsen sind die richtigen?

Es gibt formstabile und weiche Kontaktlinsen zur Korrektur von Fehlsichtigkeiten. Kontaktlinsen werden generell aus Kunststoff hergestellt. Je nach Material und Geometrie gibt es aber große Unterschiede bei der Sauerstoffdurchlässigkeit und im Tragekomfort.

Formstabile Kontaktlinsen schwimmen auf dem Tränenfilm, werden mit kleinerem Durchmesser angepasst und können aufgrund ihrer stabilen Form Unebenheiten der Hornhautoberfläche ausgleichen. Allerdings verursachen sie in der Anfangsphase ein Fremdkörpergefühl; man muss formstabile Kontaktlinsen zu Anfang erst »eintragen«, die tägliche Tragezeit wird dabei stundenweise erhöht.

Es gibt große Unterschiede bei Kontaktlinsenmaterial und Sauerstoffdurchlässigkeit

Weiche Kontaktlinsen sollten so angepasst werden, dass sie den Hornhautrand (Limbus) überdecken. Das »anschmiegsame« Material weicher Kontaktlinsen verursacht auch beim 1. Tragen meist kaum ein Fremdkörpergefühl; die lästige Eingewöhnungsphase entfällt. Manchmal kann es erforderlich sein, zusätzlich Tränenersatzmittel zur Benetzung zu tropfen. Jahres-Kontaktlinsen sollten regelmäßig zusätzlich durch Proteinentfernung von Ablagerungen befreit werden. Dies verlängert ihre Haltbarkeit und erhöht den Tragekomfort.

Tages-Kontaktlinsen verursachen die höchsten Materialkosten, haben aber den Vorteil, dass kein Pflegemittel verwendet werden muss und Ablagerungen auf den Kontaktlinsen durch den täglichen

Wechselrhythmus erst gar nicht entstehen können. Diese Kontaktlinsen eignen sich daher besonders für Patienten mit Allergien gegen Kontaktlinsenpflegemittel und für Urlaubsreisen.

Je nach Kontaktlinsenmaterial sollte man weiche Kontaktlinsen regelmäßig erneuern. Tages-, Zwei-Wochen-, Monats- und Jahres-Kontaktlinsen sind erhältlich. Trägt man die Kontaktlinsen länger als empfohlen, so kann es auch durch das »verbrauchte« Kontaktlinsenmaterial zu Sauerstoffmangel an der äußeren Hornhautschicht (Epithel) kommen. Mögliche Folgen sind auch in diesem Fall Hornhautschwellung (Ödem), Gefäßneubildungen (Neovaskularisationen), Entzündungen und Geschwüre. Im schlimmsten Fall entstehen Hornhautnarben, die eine Hornhautverpflanzung (Keratoplastik) erforderlich machen.

> **Man sollte Kontaktlinsen regelmäßig erneuern**

> ❗ **Achtung**
> Der empfohlene Wechselrhythmus muss unbedingt eingehalten werden, sonst kann es durch das »überalterte« Kontaktlinsenmaterial zu Hornhautschäden kommen.

■ **Welche Kontaktlinsen eignen sich besonders zur Korrektur der Stabsichtigkeit (Astigmatismus)?**

Früher wurden bei Stabsichtigkeit überwiegend formstabile Kontaktlinsen angepasst. Heute gibt es für fast alle Fälle von Stabsichtigkeit auch passende weiche Kontaktlinsen, sodass man die Kontaktlinsenwahl davon nicht mehr abhängig machen muss. Man kann in den meisten Fällen sowohl weiche als auch formstabile Kontaktlinsen anpassen.

■ **Wann sind Mehrstärkenkontaktlinsen sinnvoll?**

Ab Mitte 40 benötigen wir zum Lesen eine Lesebrille, weil die Fähigkeit unserer Augen zur Naheinstellung (Akkommodation) abnimmt: Man wird presbyop. Zur Korrektur dieser Presbyopie können die betroffenen Kontaktlinsenträger zu Mehrstärkenkontaktlinsen wechseln. Ähnlich wie bei Mehrstärkenbrillen kommen aber nicht alle Patienten mit solchen Kontaktlinsen zurecht, da auf kleinster Fläche verschiedene optische Zonen untergebracht sind. Man kann solche Kontaktlinsen zur Probe tragen und so herausfinden, ob man mit ihnen zurechtkommt.

> **Mehrstärkenkontaktlinsen statt Lesebrille**

Eine gute Alternative dazu ist es, die Kontaktlinsen so anzupassen, dass man mit dem Führungsauge in der Ferne scharf sieht und mit dem anderen Auge lesen kann; man nennt das Monovision. Im Alltag kommt man mit dieser Art der Korrektur im Allgemeinen gut zurecht. Das räumliche Sehen wird dadurch natürlich beeinträchtigt, und auch beim Führen eines Fahrzeugs sollte man bei dieser Art der Korrektur sicher sein, dass die so erreichte Sehschärfe für die Fahrsicherheit ausreicht.

Kommt man mit beiden oben genannten Korrekturmöglichkeiten der Altersweitsichtigkeit (Presbyopie) nicht zurecht, so bleibt nur die

Möglichkeit, zusätzlich zu den Kontaktlinsen beim Lesen eine Lesebrille zu benutzen.

14.3 Komplikationen – und nun?

- ■ **Wie kann es durch Kontaktlinsen zu Schäden an der Hornhaut des Auges kommen?**

Die Hornhaut unserer Augen besteht aus einer oberflächlichen Schicht (Epithel), einer mittleren Schicht (Stroma) und einer inneren Schicht, dem Endothel. Epithel und Endothel haben die Aufgabe, das Stroma zu entwässern, damit die Hornhaut klar bleibt. Gelingt dies nicht ausreichend, so kommt es zur Hornhautschwellung (Ödem). Sie kann bei Hornhauterkrankungen, aber auch durch Kontaktlinsenschäden entstehen.

Zur Vermeidung von Komplikationen ist sorgfältige Hygiene wichtig

Kontaktlinsen werden direkt auf die Hornhaut des Auges gesetzt, daher sind eine genaue Anpassung und sorgfältige Hygiene zur Vermeidung von Komplikationen besonders wichtig (▶ Praktisches: Kontaktlinsenhygiene). Ist der Sitz der Kontaktlinse auf dem Auge nicht optimal, so kann sich die Kontaktlinse auf dem Tränenfilm nicht ausreichend bewegen, und die Hornhautoberfläche wird nicht gleichmäßig mit der Tränenflüssigkeit benetzt; man spricht von einer zu steilen Anpassung. Mögliche Folgen: kleinste oberflächliche Verletzungen durch trockene Hornhautstellen und Sauerstoffmangel. Werden die Kontaktlinsen dann weiter getragen, so kommt es zu Gefäßneubildungen (Neovaskularisationen) am Hornhautrand, dem Limbus. Kleinste Epithelverletzungen sind aber auch Eintrittspforten für Krankheitserreger (Bakterien, Viren oder Pilze). Hornhautentzündungen und sogar Geschwüre können entstehen.

- ■ **Warum sollte man die von den Herstellern empfohlene tägliche Tragedauer seiner Kontaktlinsen kennen und Kontaktlinsen nicht länger tragen?**

Komplikationen entstehen durch zu langes Tragen von Kontaktlinsen

Jede Kontaktlinse hat abhängig von dem Material, aus dem sie gefertigt wurde, eine empfohlene tägliche Tragedauer. Trägt man die Kontaktlinsen länger, so kommt es zu Komplikationen, da die für die Augen unbedingt notwendige tägliche »Erholungspause« zu kurz ist. Trägt man die Kontaktlinsen länger, so kann es auch bei optimalem Kontaktlinsensitz und guter Hygiene zum Sauerstoffmangel in der Hornhaut und den oben beschriebenen Komplikationen kommen.

❗ Achtung
Es ist wichtig, die vom Hersteller empfohlene tägliche Kontaktlinsentragedauer einzuhalten.

14

Praktisches: Kontaktlinsenhygiene

- Vor dem Einsetzen oder Herausnehmen von Kontaktlinsen sollte man die Hände immer gründlich waschen.
- Nach dem Einsetzen der Kontaktlinsen sollte man das Kontaktlinsendöschen immer ausleeren; so denkt man automatisch daran, täglich frisches Pflegemittel zu verwenden.
- Der Kontaktlinsenaufbewahrungsbehälter sollte ebenfalls regelmäßig gereinigt oder erneuert werden.

- Weiche oder formstabile Jahres-Kontaktlinsen sollten einmal pro Woche durch Proteinentfernung von Ablagerungen befreit werden.
- Kontaktlinsen sollten aus hygienischen Gründen nie mit anderen geteilt werden.
- Jede Kontaktlinsensorte hat eine empfohlene tägliche Tragezeit. Diese sollte unbedingt eingehalten werden, da es sonst zu Schäden an den Augen kommen kann.

- Es gibt Tages-, Monats- und Jahres-Kontaktlinsen. Diese Bezeichnungen geben das empfohlene Austauschintervall an. Auch dieses sollte man einhalten, um Komplikationen durch »altes« Kontaktlinsenmaterial vorzubeugen.
- Bei Augenrötung dürfen keine Kontaktlinsen getragen werden, daher sollten Kontaktlinsenträger auch immer zusätzlich eine aktuelle Brille besitzen.

- **Wie bemerkt man Komplikationen durch Kontaktlinsen – und was sollte man tun?**

Komplikationen machen sich nicht immer sofort bemerkbar. Im Gegenteil: Weiche Kontaktlinsen decken die Hornhaut ab. Dieser Verbandeffekt kann sogar dazu führen, dass diese Kontaktlinsenträger nur Beschwerden haben, wenn sie ihre Kontaktlinsen nicht tragen. Manchmal bemerken die Betroffenen aber auch ein Fremdkörpergefühl in den Augen; die Kontaktlinsen machen sich bemerkbar. Bindehaut- und Hornhaut können sich entzünden, man hat gerötete, brennende, manchmal auch verklebt wirkende Augen. In diesem Fall sollte man die Kontaktlinsen weglassen, eine Brille tragen und die Augen vom Augenarzt untersuchen lassen.

Sind Komplikationen in Form von Entzündungen oder Gefäßeinsprossungen erst einmal aufgetreten, so dürfen die Kontaktlinsen meist mehrere Wochen nicht getragen werden. Eine schwere Hornhautschädigung kann zur dauerhaften Kontaktlinsenunverträglichkeit führen. Die Alternativen in diesen Fällen: Brille oder Augenlaserbehandlungen.

Hornhautschäden können zur Unverträglichkeit von Kontaktlinsen führen

- **Welches Pflegemittel sollte man verwenden?**

Es gibt Kombinationslösungen, die zur Reinigung und Aufbewahrung von Kontaktlinsen verwendet werden können. Gelegentlich kommt es bei der Verwendung dieser Pflegemittel zur Unverträglichkeit, weil allergische Reaktionen auftreten.

Wasserstoffperoxidlösungen desinfizieren weiche Kontaktlinsen. Anschließend ist aber immer eine Neutralisation erforderlich. Hierzu kann man Systeme mit Katalysatoren verwenden. Es gibt aber auch Tabletten oder Lösungen, mit denen man das Wasserstoffperoxid neutralisieren kann. Generell gilt: Man darf die Kontaktlinsen immer erst wieder einsetzen, wenn man sicher ist, dass die Neutralisation abgeschlossen ist. Anwendungsfehler können zu Verätzungen führen. In diesem Fall sollte man die Kontaktlinsen sofort wieder entfernen, die Augen gründlich ausspülen und vom Augenarzt untersuchen lassen.

Gelegentlich kommt es zu allergischen Reaktionen auf Kontaktlinsenpflegemittel

- Ablagerungen auf Kontaktlinsen führen zu vermindertem Tragekomfort – warum sind eine regelmäßige tägliche Reinigung und die wöchentliche Proteinentfernung bei weichen und formstabilen Jahres-Kontaktlinsen so wichtig?

Weiche Jahres-Kontaktlinsen sollte man regelmäßig nach einem Jahr erneuern. Formstabile Kontaktlinsen kann man in manchen Fällen sogar 2–3 Jahre tragen. Dies setzt gute Pflege voraus: Neben der täglichen Reinigung sollten Jahres-Kontaktlinsen einmal pro Woche mit einem speziellen Proteinentferner behandelt werden. Wird dies vergessen, so entstehen in der Regel schon nach kurzer Zeit ausgeprägte Ablagerungen, die sich dann meist nicht mehr entfernen lassen; man benötigt eher neue Kontaktlinsen.

14

Laserbehandlung und kosmetische Operation der Augen

15.1   Schlaffe Oberlider – wiederhergestellte Augenschönheit

Überschüssige Oberlidhaut lässt sich gut operativ entfernen

Im Laufe des Lebens können die Oberlider schlaffer werden; es bildet sich überschüssige Oberlidhaut (Dermatochalasis). Sie lässt sich in den meisten Fällen gut operativ entfernen – die Augen erscheinen wieder größer, wacher, weniger müde. Da es sich bei diesem Eingriff um eine kosmetische Operation handelt, werden die Kosten von den Krankenkassen meist nicht übernommen.

■ **Was sollte man vor der Operation beachten?**
Alle Medikamente zur Hemmung der Blutgerinnung sollten nach Rücksprache mit dem Hausarzt abgesetzt werden. Der häufig verwendete Begriff »Blutverdünnung« ist nicht korrekt, da unser Blut durch diese Medikamente nicht verdünnt wird; sie hemmen die Blutgerinnung.

Folgende Substanzen sollte man vor Operationen nach Rücksprache mit dem Hausarzt absetzen:
- Phenprocoumon (z. B. Marcumar)
- Azetylsalizylsäure (z. B. Aspirin)
- Heparin
- Clopidogrel (z. B. Plavix)
- Ginseng
- Ginkgo

Galgant (Ingwer), Weißdorn und Johanniskraut kann man ohne Bedenken weiter anwenden. Sie beeinflussen die Blutgerinnung nicht. Galgant wirkt entzündungshemmend auf die oberen Luftwege und den Magen-Darm-Bereich, Weißdorn stärkt das Herz und Johanniskraut wird bei Depressionen eingesetzt.

■ **Örtliche Betäubung oder Narkose?**
Man kann Lidoperationen sowohl in örtlicher Betäubung als auch in Vollnarkose durchführen. Meist entscheidet man sich aber für den Mittelweg. Dabei wird ein Medikament zur Beruhigung gespritzt, damit man die Spritze zur örtlichen Betäubung am Auge nicht spürt. Während der Operation ist man dann wach, hat aber keine Schmerzen.

Die Heilung nach der Operation dauert meist 2 Wochen

■ **Was wird bei der Operation genau gemacht?**
Zuerst – noch vor der Spritze zur örtlichen Betäubung – zeichnet der Operateur mit einem Farbstift die Schnittführung auf. Dabei erkennt er genau, wie viel Haut er entfernen darf, um den Lidschluss nicht zu gefährden und trotzdem ein kosmetisch schönes Ergebnis zu erzielen.

Anschließend wird die überschüssige Lidhaut entfernt, und die Hautschnittränder werden meist mit vielen kleinen Einzelnähten zusammengenäht. Diese Hautnähte werden in der Regel nach 5–7 Tagen entfernt.

■ **Welche Komplikationen können auftreten?**

Mögliche Komplikationen sind durch Blutung entstehende Blutergüsse, Entzündungen und eine unschöne Narbenbildung; man nennt das Keloidbildung. Vor einer kosmetischen Operation sollte man alte Narben betrachten, um zu erkennen, ob eine Veranlagung zur Keloidbildung besteht.

■ **Wie sollte man die operierten Oberlider nach der Operation behandeln?**

In der 1. Woche nach der Operation sollte man dreimal am Tag entzündungshemmende, antibiotische Augensalbe auf die Oberlider tupfen. Während dieser Zeit sollte man die betroffenen Gebiete nicht waschen. Anschließend hat sich die Behandlung mit Kortisonsalben oder Silikongel bewährt, um der Keloidbildung entgegenzuwirken.

Silikongel gegen Keloidbildung

15.2   Welche Fehlsichtigkeiten gibt es?

Erstaunlicher als die Tatsache, dass es Fehlsichtigkeiten gibt, ist fast das Vorkommen von normalsichtigen Augen. Bei ihnen muss die Brechkraft von Hornhaut und Augenlinse exakt so groß sein, dass einfallende Lichtstrahlen auf der Netzhaut scharf abgebildet werden. Schon minimale Abweichungen oder Unregelmäßigkeiten der Hornhautoberfläche führen zur Fehlsichtigkeit.

Kleine Fehlsichtigkeiten muss man aber nicht unbedingt mit einer Brille auskorrigieren. Nur wenn die Sehschärfe durch eine Brille deutlich verbessert wird, ist sie sinnvoll.

Schon der legendäre Charlie Brown der Peanuts kommt ins Grübeln, als er überlegt, ob der Brille tragende Linus Van Pelt nun kurz- oder weitsichtig ist. Der schlaue Linus antwortet, er brauche seine Brille, um besser zu sehen!

Diese Erkenntnis stimmt natürlich meist, sie erklärt nur nicht die bei fast allen Brillenträgern immer wieder auftretende Frage: Was bin ich nun eigentlich, kurz- oder weitsichtig – oder vielleicht doch stabsichtig? Hier nun eine Erklärung zu den verschiedenen Fehlsichtigkeiten:

■ **Ist Kurzsichtigkeit (Myopie) das Gegenteil der Altersweitsichtigkeit (Presbyopie)?**

Kurzsichtige Menschen sehen in kurzer Entfernung scharf, in größerer Entfernung dagegen unscharf. Bei der Alterssichtigkeit ist dies genau umgekehrt. Gegenstände in größerer Entfernung werden scharf gesehen, das Lesen ohne Brille ist jedoch nicht möglich.

Umgekehrt hat ein kurzsichtiges Auge Überlänge. Weit entfernte Gegenstände können ohne Hilfsmittel gar nicht scharf abgebildet werden. Nur in der Nähe liegende Gegenstände – im Extremfall erst in 10 cm oder noch geringerem Abstand – können scharf abgebildet werden.

■ Alle anderen Fälle von Fehlsichtigkeit, also Weit- oder Stabsichtigkeit, sind deutlich komplizierter – wie entstehen diese Fehlsichtigkeiten?

Akkommodation: Durch verstärkte Naheinstellung entsteht ein scharfes Bild

Bei der Weitsichtigkeit (Hyperopie) bleibt aus bisher ungeklärter Ursache das Auge zu kurz, sodass auf der Netzhaut nur durch verstärkte Naheinstellungsreaktion der inneren Augenmuskeln (Akkommodation) ein scharfes Bild entstehen kann.

Die Stabsichtigkeit (Astigmatismus) entsteht durch eine Laune der Natur. Die Hornhaut ist bei den Betroffenen nicht gleichmäßig gekrümmt, sodass runde Gegenstände in die Länge gezogen werden. Ein Punkt also wird als Stab abgebildet, daher spricht man von der Stabsichtigkeit. Sie kommt sowohl allein als auch in Kombination mit Kurz- oder Weitsichtigkeit vor. Daher erscheint uns dies so kompliziert.

15.3   Der Augenlaser (Excimer) – gutes Sehen ohne Hilfsmittel

■ Manchmal kommt es bei Patienten mit Fehlsichtigkeiten dazu, dass Kontaktlinsen nicht mehr vertragen werden, die Brille als Alternative aber ausfällt, da sie als lästig empfunden wird. Welche anderen Möglichkeiten zur Korrektur von Fehlsichtigkeiten gibt es?

Die 3 Alternativen zu Brille oder Kontaktlinsen:
- Augenlaserbehandlung
- operative Hornhautbehandlungen
- Einsetzen von Kunstlinsen ins Auge

■ Was macht der Excimerlaser?

Der Excimerlaser ist ein Gaslaser (Argonfluorid). Er erzeugt Wellen, die Energie übertragen, und mit dieser Energie werden Teile der inneren Hornhautschicht (Stroma) abgetragen. Die eigentliche Laserbehandlung dauert meist nur wenige Minuten.

■ Was ist der Unterschied zwischen photorefraktiver Keratektomie (PRK) und Laser-in-situ-Keratomileusis (LASIK)?

Es gibt grundsätzlich 2 verschiedene Methoden der Augenlaserbehandlung. Beide Verfahren werden meist in örtlicher Betäubung durchgeführt, ein feiner Lidsperrer wird eingesetzt.

Bei der photorefraktiven Keratektomie (PRK) wird zunächst die oberflächliche Hornhautschicht (Epithel) entfernt. Anschließend wird die eigentliche Excimerlaserbehandlung durchgeführt: Teile der inneren Hornhaut (Stroma) werden abgetragen. Extrem wichtig ist hierbei die exakte Zentrierung des Lasers. Nach der Behandlung erhält der Patient einen Augensalbenverband und entzündungshemmende Augentropfen. Auch Verbandkontaktlinsen kommen zum Einsatz.

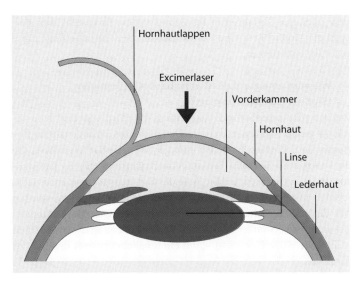

Abb. 15.1 Bei der Laser-in-situ-Keratomileusis (LASIK) wird ein sehr dünner Hornhautlappen geschnitten, die Hornhaut wird aufgeklappt. Mit dem Excimerlaser werden dann Teile der inneren Hornhaut abgetragen. Anschließend wird der Hornhautlappen wieder zurückgeklappt

Die Laser-in-situ-Keratomileusis (LASIK) läuft ähnlich ab, das Hornhautepithel wird aber nicht entfernt, sondern es wird ein dünner Hornhautlappen geschnitten – ungefähr 0,15 mm dick –, der aufgeklappt wird (**Abb. 15.1**). Anschließend erfolgt die Laserbehandlung mit dem Excimerlaser. Nach der Laserbehandlung wird die Hornhaut wieder geschlossen; der Lappen wird zurückgeklappt.

> **Laser-in-situ-Keratomileusis (LASIK): Auf die Hornhautdicke kommt es an**

- **Welche Vorteile bringt der Einsatz des Femtolasers?**
Man kann den Hornhautlappen mit einem Hornhautmesser, dem Keratom, oder mit dem Femtolaser schneiden. Der Femtolaser schneidet den Hornhautlappen extrem exakt. Je genauer der Schnitt in diesem Bereich ist, desto besser ist das Ergebnis.

> **Je genauer der Schnitt, desto besser das Ergebnis**

- **Welchen Vorteil hat die LASIK gegenüber der PRK?**
Die Patienten haben deutlich weniger Schmerzen nach der Behandlung, da das Hornhautepithel nicht entfernt wird.

- **Wann kann man eine Fehlsichtigkeit nicht mit der LASIK-Methode behandeln?**
Die LASIK setzt eine gewisse Hornhautdicke voraus. Ist die Hornhaut dünner als 0,5 mm, so kann man keinen ausreichend dicken Hornhautlappen mehr schneiden; man wählt die PRK-Technik oder muss bei extrem dünner Hornhaut ganz auf die Laserkorrektur verzichten.
Auch sehr hohe Fehlsichtigkeiten kann man nicht mit dem Excimerlaser behandeln, weil man zur Korrektur mehr Hornhautsubstanz weglasern müsste, als vorhanden ist. In diesen Fällen kann man an-

> **Sehr hohe Fehlsichtigkeiten kann man mit dem Augenlaser nicht behandeln**

dere operative Verfahren in Erwägung ziehen: Es besteht zum Beispiel die Möglichkeit, eine Kunstlinse vor die natürliche Augenlinse ins Auge einzusetzen.

- ■ **Wie wird eine zusätzliche Hornhautverkrümmung (Stabsichtigkeit) korrigiert?**

Zur Korrektur der Stabsichtigkeit muss die Hornhautoberfläche zunächst genau vermessen werden. Dabei kommt ein sogenannter Topograf zum Einsatz. Er liefert eine genaue Oberflächenanalyse, die an Landkarten aus dem Erdkundeunterricht erinnert. So kann genau festgelegt werden, welche Teile des Hornhautstromas abgetragen werden müssen, um die Stabsichtigkeit zu beheben. Dazu werden bei dieser Laserbehandlung Schablonen oder spezielle Computerprogramme verwendet. Manchmal sind sogar 2 Eingriffe erforderlich – die zweizeitige Operation –, um ein möglichst exaktes Ergebnis zu erreichen.

- ■ **Welche Komplikationen können bei der Augenlaserbehandlung auftreten?**

Nach der Augenlaserbehandlung sind trockene Augen für ungefähr 6 Monate völlig normal

Wird der Laser nicht optimal zentriert, so wird die Fehlsichtigkeit nicht ausreichend behoben. Eine weitere Laserbehandlung wird erforderlich. Bei Patienten mit trockenem Auge (Sicca-Syndrom) kann sich die Heilung verzögern. Nach der Laserbehandlung ist die Hornhautempfindlichkeit herabgesetzt und die Verletzungsgefahr deshalb erhöht. Im schlimmsten Fall können Hornhautnarben zu einer Sehverschlechterung führen.

- ■ **Was kostet die Augenlaserbehandlung?**

Wichtig: Ein guter Operateur und bestmögliche Lasertechnologie

Die Preisspanne liegt zwischen 700 und 2.000 € pro Auge. Die Patienten sollten bei der Wahl Ihres Operateurs aber nicht nur auf die Kosten achten. Man macht diesen Eingriff in der Regel nur einmal: Er muss aber präzise ausgeführt werden, damit es anschließend nicht zu Komplikationen kommt. Man sollte sich bewusst machen, dass gesunde Augen operiert werden. Es darf dabei nichts schiefgehen. Wichtigste Voraussetzungen dafür sind ein erfahrener, präzise arbeitender Operateur und die bestmögliche, neueste Lasertechnologie.

15.4   Behandlung von Augenkrankheiten mit dem Excimerlaser

Die wiederkehrende Hornhautabschürfung (Erosio) ist häufig Folge einer Hornhautverletzung. Haftet das oberflächliche Hornhautepithel anschließend nicht ausreichend am Stroma – der Unterlage –, so kommt es immer wieder zur schmerzhaften Eröffnung des Epithels. Mit dem Excimerlaser kann man dies behandeln; man lasert die Oberfläche, und durch die so erreichte verbesserte Haftung kann der Defekt heilen.

Medikamente – Nebenwirkungen an den Augen

Wir alle kennen das: Man geht mit seinen Beschwerden zum Arzt, wird untersucht, die Diagnose wird gestellt und ein Medikament verordnet. Ist man dann mit seinem neuen Medikament wieder zu Hause, wird erst einmal der Beipackzettel studiert.

Sofort stellt sich die Frage, ob man bei den vielen Nebenwirkungen das verordnete Medikament überhaupt nehmen soll. Nach einigem Hin und Her nimmt man schließlich das Medikament ein und fühlt sich schlecht, weil man nun die schlimmsten Nebenwirkungen erwartet. Gerade in der Schwangerschaft können hier besondere Bedenken auftreten (▶ Informatives: Medikamente und Schwangerschaft). Durch die hier beschriebene negative Erwartung kann es sogar zu Nebenwirkungen kommen, die sonst nie aufgetreten wären; man spricht vom »negativen Placeboeffekt«.

Beim »positiven Placeboeffekt« kommt es zur Linderung von Beschwerden allein durch Glauben und Vertrauen in eine Behandlung oder ein Medikament. Im Rahmen wissenschaftlicher Studien hat man ausgewählte Patienten entweder mit einem wirksamen Medikament oder mit einer Tablette ohne pharmakologische Wirkung (Placebo) behandelt. Dabei zeigte sich, dass auch die Patienten, die das Placebo bekommen haben, durchaus eine positive Wirkung auf ihre Gesundheit verspürt haben.

Beim »negativen Placeboeffekt« macht uns die Angst vor Nebenwirkungen krank

Beim »negativen Placeboeffekt« ist es genau umgekehrt. Unsere Angst vor Medikamentennebenwirkungen verursacht Beschwerden oder macht uns sogar krank. Solche Studien und zahlreiche Gespräche mit Patienten zeigen, dass man nie nur ein Organ, welches sich einer bestimmten Fachrichtung zuordnen lässt, behandelt. Auch in der Augenheilkunde wird immer der gesamte Mensch behandelt.

Auf den Beipackzetteln müssen alle – auch sehr seltene – Nebenwirkungen aufgeführt werden. Dies ist wichtig und richtig, leider verunsichert es aber auch.

▪ **Was sollte man bei der Anwendung von Medikamenten beachten?**

Patienten, die vom Arzt ein Medikament verordnet bekommen, sollten darauf vertrauen, dass Nutzen und Risiken sorgfältig bedacht wurden. Bei der Anwendung mehrerer Medikamente sind Wechselwirkungen möglich, daher ist es wichtig, die behandelnden Ärzte vollständig über alle Medikamente, mit denen man behandelt wird, zu informieren. Dabei ist es hilfreich, einfach alle Beipackzettel zur Untersuchung mitzunehmen.

Bei Medikamenten unbedingt die empfohlene Dosierung einhalten

Bei der Anwendung sollte die empfohlene Dosis unbedingt eingehalten werden. Viele Nebenwirkungen treten erst bei zu hoher Dosierung auf; es kann sogar zur Vergiftung kommen. Natürlich sollte man seinen Körper gut kennen und beobachten. Bemerkt man Veränderungen, so sollte man mit dem Arzt darüber sprechen.

Auch an den Augen kann es durch Medikamente zu Nebenwirkungen kommen. Beim Auftreten von Sehstörungen sollten man seine Augen daher immer vom Augenarzt untersuchen lassen. Bei manchen

16

Informatives: Medikamente und Schwangerschaft

Generell gilt: Schwangere sollten so wenig Medikamente wie möglich nehmen. Auch Naturheilmittel können Nebenwirkungen verursachen. Kopfschmerzen oder Schlafstörungen sollte man zum Wohle des Kindes dann einfach mal aushalten.

Häufig kommt es durch die hormonelle Umstellung während einer Schwangerschaft auch zur Unverträglichkeit von Kontaktlinsen. In diesen Fällen sollte man auf Kontaktlinsen verzichten und eine Brille tragen.

Auch bei Bindehautentzündungen sollte man weitgehend auf Augentropfen verzichten. In schweren Fällen kann man Makrolidantibiotika – beispielsweise das Erythromycin – verwenden. Infekte mit dem Herpesvirus sollte man mit Aciclovir – oder ähnlichen Medikamenten – behandeln, da das Risiko einer Übertragung der Krankheit auf das Kind dadurch reduziert wird.

Medikamenten ist eine Untersuchung der Augen vor Therapiebeginn wichtig, um Nebenwirkungen zu vermeiden.

- **Wie wirken die meisten Medikamente – was sind Rezeptoren?**

Um das Auftreten mancher Nebenwirkungen zu verstehen, muss man sich zunächst mit den häufigsten Wirkmechanismen von Medikamenten befassen. Die meisten Vorgänge in unserem Körper funktionieren mithilfe spezialisierter Wirkorte, der Rezeptoren, die in allen Organen vorkommen. Dabei hat jeder Rezeptortyp meist auch einen Gegenspieler; so wird die Feinabstimmung möglich. Rezeptoren werden chemisch durch passende Botenstoffe (Hormone) aktiviert. Hormone sind Stoffe, die von Drüsen oder Zellen unseres Körpers gebildet und durch unser Blut im ganzen Körper verteilt werden. Sie wirken jeweils an bestimmten Rezeptoren. Je nach Konzentration der Botenstoffe in unserem Blut kommt es zur überwiegenden Aktivierung mal des einen Rezeptors oder ein anderes Mal seines Gegenspielers. Man ist beispielsweise mal eher aufgeregt und mal eher ruhiger – je nach Hormonspiegel im Blut.

Bei der Behandlung von Krankheiten greift man hier mithilfe von Medikamenten ein. Ihre Wirkstoffe aktivieren oder hemmen gezielt bestimmte Rezeptoren; so werden Wirkungen und Nebenwirkungen hervorgerufen. Es gibt sehr viele verschiedene Rezeptoren. Für die Nebenwirkungen an den Augen spielen vor allem die Rezeptoren für Acetylcholin, Dopamin, Noradrenalin, Adrenalin, Serotonin, Histamin, Glutamat, Gamma-Aminobuttersäure (GABA) und Opioide eine Rolle. Mit ihrer Wirkung oder Gegenwirkung lassen sich aber auch die meisten Abläufe in unserem Körper erklären. Gleiche Rezeptoren kommen in verschiedenen Organen mit unterschiedlicher Wirkung vor; so entstehen Nebenwirkungen von Medikamenten.

Medikamente können Rezeptoren auf unterschiedlichste Weise erreichen. Man kann Augentropfen verabreichen, die ins Auge eindringen, oder Salben in die Haut einreiben. Spritzen können Wirkstoffe ins Blut (intravenös), in den Muskel (intramuskulär) oder unter die Haut (subkutan) transportieren. Und nicht zuletzt kann man Medikamente auch schlucken; es gibt Säfte, Tabletten und Dragees. Bei

Botenstoffe wirken an bestimmten Wirkorten, den Rezeptoren

der Verwendung von Zäpfchen werden Wirkstoffe über die Darmschleimhaut aufgenommen.

16.1 Weite Pupillen durch Psychopharmaka und Tabletten für die Harnblase

■ **Die Augenuntersuchung vor Behandlungsbeginn – wann ist sie wichtig?**

Vor Behandlungsbeginn mit einem Medikament, das als Nebenwirkung zur Pupillenerweiterung (Mydriasis) führt, sollte im Rahmen einer Augenuntersuchung die Weite des Kammerwinkels beurteilt werden. Bei engem Kammerwinkel kann es durch eine Pupillenerweiterung zu einem massiven Augendruckanstieg kommen, dem Glaukomanfall. Mithilfe der Inspektion des Kammerwinkels (Gonioskopie) kann der Augenarzt das Risiko für solch einen Winkelblock abschätzen. Ist der Kammerwinkel normal weit, können diese Medikamente bedenkenlos eingesetzt werden.

Eine medikamentöse Pupillenerweiterung kann bei engem Kammerwinkel einen Glaukomanfall auslösen

Bei engem Kammerwinkel kann man entweder ein anderes Medikament verordnen oder einen zusätzlichen Durchfluss durch die Regenbogenhaut schaffen (Iridektomie). Dieser funktioniert wie ein Sicherheitsventil.

■ **Welche Medikamente führen zur Pupillenerweiterung (Mydriasis)?**
– Medikamente gegen Entleerungstörungen der Harnblase (Oxybutynin, Trospiumchlorid, Tolterodin, Fesoterodin und Solifenacin)
– Psychopharmaka (z. B. Amphetamine)
– Antidepressiva (z. B. Imipramin, Amitryptilin, Clomipramin, Doxepin)
– Beruhigungsmittel (Haloperidol)
– Parkinsonmedikamente und Medikamente gegen das Restless-Legs-Syndrom (L-Dopa)

■ **Wie wirken Medikamente gegen Entleerungstörungen der Harnblase, sogenannte Anticholinergika?**

Anticholinergika entspannen die glatte Muskulatur

Acetylcholinrezeptoren kommen in Muskel- und Nervenzellen vor; Gehirn, Muskulatur, Harnblase, aber auch unsere Augen besitzen diese Rezeptoren. Werden sie aktiviert, beispielsweise durch Nikotin, so führt das im Gehirn zur Anregung, im Muskel zur Anspannung. Medikamente, die die Acetylcholinrezeptoren hemmen, entspannen die Muskulatur der Harnblase und verbessern so die Blasenentleerung. Oxybutynin, Trospiumchlorid, Tolterodin, Fesoterodin und Solifenacin sind die wichtigsten Vertreter dieser Gruppe. Sie führen an den Augen zu einer Pupillenerweiterung (Mydriasis). Bei falscher Anwendung kommt es auch zur zentralen Wirkung im Gehirn. Halluzinationen sind eine mögliche Folge.

16

■ **Psychopharmaka und Sehstörungen – was ist die Ursache?**

Unsere inneren Augenmuskeln regeln nicht nur über die Pupillenweite den Lichteinfall, sondern garantieren auch mithilfe des Ziliarmuskels die dynamische Anpassung der Brechkraft unseres Auges, die Akkommodation. Wir sind dadurch in der Lage, fern und nah scharf zu sehen. Einige Medikamente können die inneren Augenmuskeln aus dem Gleichgewicht bringen; die Betroffenen sehen unscharf. Fast alle Psychopharmaka können so zu Sehstörungen führen.

Benzodiazepine (z. B. Diazepam) wirken am Rezeptor für Gamma-Aminobuttersäure. Sie sind schlaffördernd, beruhigend, muskelentspannend und angstlösend. Sie werden bei Angstzuständen und als Schlafmittel verordnet. An den Augen können sie Sehstörungen verursachen.

Serotoninrezeptoren kommen in fast allen Organen vor. Serotonin gilt als unser Glückshormon. Es wirkt auf unsere Stimmung, auf das Herz-Kreislauf-System, regelt unsere Körpertemperatur, und auch beim Schlaf-Wach-Rhythmus spielt es eine Rolle: Es fördert den Wachzustand. Gleichzeitig hemmt es unseren Appetit. In unserem Nervensystem kann ein erniedrigter Serotoninspiegel Angst, Aggressionen, Migräne auslösen.

An den Augen unterstützt Serotonin die Regulation des Augeninnendrucks. Es steuert die Kammerwasserproduktion und wirkt auf die Pupillenweite. Medikamente, die den Serotoninspiegel erhöhen, werden als Psychopharmaka eingesetzt.

Auch Appetitzügler (Lorcaserin, Fenfluramin), Migränemittel (Sumatriptan) und Medikamente gegen Übelkeit – sogenannte Antiemetika – (Setrone, z. B. Ondansetron) wirken auf diese Weise.

> **Psychopharmaka können zu Sehstörungen führen**

16.2 Erhöhte Blendempfindlichkeit durch Hornhauteinlagerungen

■ **Welche Nebenwirkungen hat Amiodaron – ein Herzmedikament gegen Rhythmusstörungen – an den Augen?**

Amiodaron wirkt gegen Herzrhythmusstörungen. Fast alle Patienten, die mit Amiodaron behandelt werden, bekommen wirbelartige Hornhauteinlagerungen (Cornea verticillata). Diese sind meist harmlos und bilden sich nach Absetzen des Medikaments wieder zurück. Trotzdem sollte man während einer Behandlung mit Amiodaron alle 6 Monate die Augen untersuchen lassen.

Auch die Linsentrübung (Katarakt) und Schäden am Sehnervkopf sind mögliche Nebenwirkungen. In den meisten Fällen kommt es aber auch bei jahrelanger Behandlung mit Amiodaron zu keinen ernsten Komplikationen am Auge. Neue Wirkstoffe wie Dronedaron und Vernakalant sollen etwa bei der Behandlung des Vorhofflimmerns weniger Nebenwirkungen haben; Langzeitergebnisse liegen aber noch nicht vor.

> **Das Herzmedikament Amiodaron führt zu Hornhauteinlagerungen. Halbjährliche Augenkontrollen sind sinnvoll**

16.3 Nebenwirkung von Kortison: grüner Star (Glaukom)

Kortison kann zur Augendruckerhöhung und zum grünen Star (Glaukom) führen. Während einer Kortisonbehandlung sollte der Augendruck alle 6 Wochen kontrolliert werden

■ **Warum sollte man bei einer Kortisonbehandlung regelmäßig die Augen kontrollieren?**

Glukokortikoide (Kortison) wirken stark entzündungshemmend. Sie werden daher häufig bei Asthma, Rheuma und Allergien eingesetzt. Glukokortikoide können am Auge zur Augendruckerhöhung und zum grünen Star (Glaukom) führen. Auch bei der Behandlung mit kortisonhaltigen Augentropfen kann es zu dieser Nebenwirkung kommen. Eine Langzeitbehandlung mit kortisonhaltigen Augentropfen ist daher nur in Ausnahmefällen gerechtfertigt. Alle Patienten, die mit Kortison behandelt werden, sollten ihre Augen regelmäßig kontrollieren lassen, um einem Glaukomschaden am Sehnerv vorzubeugen.

Auch eine Linsentrübung (Katarakt) kann durch Kortisonbehandlung entstehen. Manche Virusinfektionen verschlimmern sich durch Kortison; daher darf man bei Herpesinfektionen ohne augenärztliche Kontrolle kein Kortison verordnen.

16.4 Netzhautveränderungen durch Medikamente

Halbjährliche Kontrollen beim Augenarzt sind wichtig, wenn man Tamoxifen nimmt

■ **Welche Nebenwirkungen kann Tamoxifen – ein Hormon gegen Brustkrebs – an den Augen hervorrufen?**

Das Antiöstrogen Tamoxifen wird häufig zur Hormonbehandlung bei Brustkrebs eingesetzt. An den Augen kann es allerdings zu Einlagerungen in die Netzhaut und sogar zum Makulaloch (Foramen) kommen. Halbjährliche Kontrollen beim Augenarzt sind daher wichtig (► Praktisches: Selbstkontrolle mit dem Amsler-Gitter).

Die genannten Nebenwirkungen sind extrem selten und kommen meist bei weit höherer Dosierung als üblich vor. Das neuere Antiöstrogen Letrozol soll weniger Nebenwirkungen haben.

■ **Chloroquin: Welche Nebenwirkungen hat dies Malaria- und Rheumamittel?**

Das Malariamittel Chloroquin wird heute häufig zur Rheumabehandlung eingesetzt. Nach Langzeiteinnahme kommt es am Auge zur Schädigung des Pigmentepithels und der Netzhaut. Einlagerungen in die Netzhaut führen zu einem schießscheibenartigen Aussehen der Makula (■ Abb. 16.1). Die Folge: Farbsehstörungen, Sehverschlechterung und Gesichtsfeldausfälle. Auch Einlagerungen in die Hornhaut kommen vor; man spricht von der Cornea verticillata. Regelmäßige Kontrollen beim Augenarzt sind auch hier wichtig, manchmal muss man das Medikament absetzen, um Schäden an den Augen zu vermeiden.

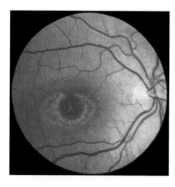

■ **Abb. 16.1** Chloroquinmakula mit schießscheibenartigem Aussehen durch Schäden am Pigmentepithel der Netzhaut

Chloroquin: Auf die Gesamtdosis kommt es an

Diese Nebenwirkungen sind abhängig von der Tages- und der Gesamtdosis. Wer sich also früher längere Zeit in den Tropen auf-

16

Praktisches: Selbstkontrolle mit dem Amsler-Gitter (Abb. 16.2)

Dieser Test dient zur Prüfung von Verzerrtsehen (Metamorphopsie). Dazu kann man so vorgehen: Zuerst sollte man seine Lesebrille aufsetzen. Anschließend sollte man ein Auge abdecken, mit dem geöffneten Auge auf den weißen Punkt im Zentrum des Amsler-Gitters schauen und diesen Punkt fixieren. Anschließend prüft man nun das andere Auge in der gleichen Weise.

Nur so kann man beurteilen, ob man alle Linien gerade sieht oder ob bestimmte Linien wellig, unterbrochen oder verschwommen erscheinen. Auch zentrale Gesichtsfeldausfälle, sogenannte Zentralskotome, lassen sich so feststellen.

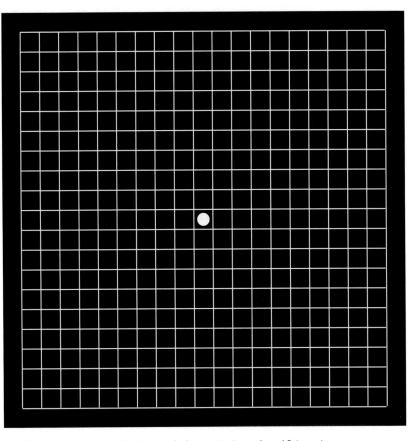

 Abb. 16.2 Amsler-Gitter: Für den Test deckt man ein Auge ab und fixiert mit dem anderen Auge den weißen Punkt in der Mitte – alle Linien sollten gerade, durchgehend und scharf gesehen werden. Anschließend wird das andere Auge geprüft

gehalten und Chloroquin zur Malariaprophylaxe eingenommen hat, muss dies zur Gesamtdosis hinzuzählen, wenn das gleiche Medikament aktuell zur Behandlung beispielsweise von Rheuma eingesetzt werden soll.

16.5   Farbsehstörungen durch Digitalis und Sildenafil (Viagra)

- ■ **Welche Medikamente können zum Gelbsehen (Xanthopsie) führen?**

Digitalis kann ebenfalls zu Nebenwirkungen an den Augen führen. Gelbsehen, Lichtscheu, Verschwommensehen und sogar Gesichtsfeldausfälle können vorkommen. Diese Beschwerden sind jedoch meist harmlos und bilden sich nach Absetzen des Medikaments zurück. Sicherheitshalber sollte man beim Auftreten dieser Beschwerden überprüfen, ob nicht vielleicht eine versehentliche Überdosierung die Ursache ist.

Auch bestimmte Antibiotika (Sulfonamide), Azetylsalizylsäure (Salizylate), entwässernde Medikamente (Thiazide), Schlafmittel (Barbiturate) und Psychopharmaka (Phenothiazine) können ein Gelbsehen verursachen.

- ■ **Hat das Potenzmittel Sildenafil (Viagra) ebenfalls eine Wirkung an den Augen?**

Sildenafil (Viagra) kann zu Sehstörungen führen

Viagra ist ein Potenzmittel. Nach Einnahme kommt es manchmal zu harmlosen Farbsehstörungen. Es ist aber schwer zu sagen, ob die Sehstörungen tatsächlich von dem Medikament hervorgerufen wurden oder vielleicht doch von der sexuellen Aktivität. Sicher sagen könnte man dies nur, wenn man nach der Einnahme Sehstörungen bekommt und wider Erwarten keinen Sex hatte.

Viele Nebenwirkungen von Medikamenten, besonders bei Viagra, treten in Abhängigkeit von der Dosierung auf. Tritt nach Einnahme der empfohlenen Dosis (hier maximal 2-mal 50 mg pro Tag) nicht die gewünschte Wirkung ein, so sollte man also nicht etwa die Dosis verdoppeln oder verdreifachen, sondern einen Urologen aufsuchen. Meist liegen in diesen Fällen Erkrankungen vor, die sich auch nicht mit einer Höchstdosis von Sildenafil behandeln lassen; man riskiert durch eine Dosiserhöhung eher Nebenwirkungen im Herz-Kreislauf-System.

16

Anhang: Adressen

Berufsverband der Augenärzte Deutschlands e.V. (BVA)
Tersteegenstr. 12
40474 Düsseldorf
Tel.: (02 11) 4 30 37-00
E-Mail: bva@augeninfo.de

Deutsche Ophthalmologische Gesellschaft (DOG)
Platenstr. 1
80336 München
Tel.: (0 89) 55 05 76 80
E-Mail: geschaeftsstelle@dog.org
www.dog.org

Deutscher Blinden- und Sehbehindertenverband e.V.
Rungestr. 19
10179 Berlin
Tel.: (0 30) 28 53 87-0
E-Mail: info@dbsv.org
www.dbsv.org

Deutsches Blindenhilfswerk e.V.
Schulte-Marxloh-Str. 15
47169 Duisburg
Tel.: (02 03) 35 53 77
E-Mail: info@blindenhilfswerk.de
www.blindenhilfswerk.de

Deutsches Grünes Kreuz e.V.
Postfach 1207
35002 Marburg
Tel.: (0 64 21) 29 30
E-Mail: dgk@kilian.de
www.dgk.de

Pro Retina Deutschland
Vaalser Str. 108
52074 Aachen
Tel.: (02 41) 87 00 18
E-Mail: pro-retina@t-online.de
www.pro-retina.de

Stichwortverzeichnis

Printing and Binding: Stürtz GmbH, Würzburg